温疫论

张成博　李晓梅　唐迎雪　点校

明·吴有性　著

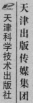

天津出版传媒集团

天津科学技术出版社

图书在版编目（CIP）数据

温疫论 / （明）吴有性著；张成博，李晓梅，唐迎雪点校 .-- 天津：天津科学技术出版社，2007.6（2024.12 重印）
（实用中医古籍丛书）
ISBN 978-7-5308-3418-3

Ⅰ.①温… Ⅱ.①吴…②张…③李…④唐… Ⅲ.①温疫论 Ⅳ.① R254.3

中国版本图书馆 CIP 数据核字（2011）第 063164 号

温疫论
WENYI LUN
责任编辑：王 彤 梁 旭
责任印制：赵宇伦

出　　版：天津出版传媒集团
　　　　　天津科学技术出版社
地　　址：天津市西康路 35 号
邮　　编：300051
电　　话：(022) 23332377
网　　址：www.tjkjcbs.com.cn
发　　行：新华书店经销
印　　刷：天津市宏博盛达印刷有限公司

开本 787×1092　1/32　印张 4.875　字数 52 000
2024 年 12 月第 1 版第 6 次印刷
定价：32.00 元

内容提要

《温疫论》为明代医家吴有性撰著，是我国第一部温病学专著。书成于明崇祯壬午年（1642）。全书分上、下两卷。上卷50篇，论述原病、温疫初起、传变不常、发斑等；下卷37篇，述及杂气、蛔厥等病症。作者荟萃前人对疫病的论述，结合自己毕生治疗温疫病心得和经验，系统地论述了温疫的病因、发病条件、传染方式、病变特点以及临床表现、诊断方法、治法方药等。书中首创温疫病因学说，揭示出"邪从口鼻而入"的侵袭途径，明晰温疫与伤寒之区别，总结创新出温疫病的治疗原则和方法，对后世温病学的发展产生了巨大影响。

本书立论明确，观点鲜明，切合临床实际，是学习和研究中医外感热病学重要的参考著作。

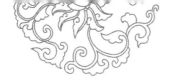

点校说明

吴有性，字又可，江苏吴县人，约生活于 16 世纪 80 年代至 17 世纪 60 年代，著名温病学家。《温疫论》是吴氏针对当时江南疫病流行，传染严重，死亡不计其数，而医家拘泥仲景温热之法，收效甚微的实际情况，以自己毕生之心得，精心撰著而成的。书成以后，以其鲜明的创见性和临证的实用性，颇得后世医家的重视，先后有 50 个不同版本流传于世。由于年代久远，又几经辗转传抄，各版本在体例和内容上存在着较大差异。现传世版本以清代刻本为最多，主要有康熙二十四年（1685）葆真堂刻本，康熙三十年（1691）金陵长庆堂刻本，康熙四十八年（1709）积秀堂刻本，康熙五十四、五十五年（1715、1716）会德堂刻本，乾隆十年（1745）善成堂刻本等，另还有日本刊本等。

本次点校，几经比较，最后选定康熙二十四年（1685）张以增校订葆真堂刻本（简称"张本"）为底本，以康熙四十八年（1709）刘方舟校梓积秀堂藏版（简称"刘本"）为主校本，以康熙三十年（1691）石楷等参校的金陵长庆堂刻本（简称"石本"）及康熙五十四年（1715）许永康校阅的会德堂刻本（简称"许本"）为参校本，同时还参考了郑重光《温疫论补注》（简称"郑本"）。具体点校事项如下：

一、本次选定为底本的"张本"，内容较完整，错讹较少，而且制版精美，出版时间较早。点校中注意兼取各版本的优点，以对校、本校为主，以求使内容准确。凡属底本与校本不一致，而显是底本误、脱、衍、倒者，即改正原文，出校记说明。

二、点校采用简体横排形式，并加标点。

三、凡底本中的异体字、古体字、繁体字，一律径改为规范简化字，不出校记。

四、底本"原序"与"石本""许本"以及现代通行本的文字出入颇大，而后者原序中的内容学术价值及影响又较大，故在底本"原序"后补移"石本"之序，保留原貌，在此说明之。

五、原书目录与正文有出入者，以正文律齐，不出校记。

叙　言

　　上古论病，有风寒湿暑之名。乃有非风寒湿暑，感两间之杂气而得病者，此名疫也。然自来名医辈出，鲜不以为闲病而忽之。具区吴又可先生，原本儒术，深求乎天人性命之故，而因肆力于医，于方书无所不窥，既学之有年，而出行之也，又济以诚心恻怛。适当明季，疫气盛行，所见之证，皆不合故方。于是益殚精毕虑，心参造化，体验人情变化，神明独得其妙，著为是论。颜曰:《温疫》崇祯壬午刊刻行世，其版寻为兵火所焚。即有遗书数帙，复为入度而不观，深可痛惜。余近岁以先君子抱疴时，求治于四方国手，因购此书而都无有藏者。一日偶过朱震谷表侄案头，获睹是本，授而读之，其洞达病情及疏利前闻等论，虽圣人复起不易宾言，因起而谓震谷曰:今先生者实可活人矣。昔我长沙公为外感风寒而作《伤寒论》，有三百九十七法，一百一十三方，条分缕析，允推后世之师。今先生因内触邪气而著《温疫论》，于中立九传之法，又补前人所未速。盖伤寒之与温疫，证相似而实不同。世医不辨病之为外感为内触，遇疫证群目为伤寒，其有不杀人也者几希。嗟嗟夫！正伤寒有几哉？大抵皆温疫耳。今岁甲戌，时证流行，或家一二人，或家数人，甚至阖门传染，及一一询其病原，总不出先论中所云，依方投之而即愈。夫乃益知先生之论，为不刊而此书之不可以不广布也。已爰亟付之枣梨，俾与长沙一编双峙并行，庶几不负先生救世之苦心。云但余于医书亦无师授，间从读礼之暇，翻阅此论，其中稍稍有得者，不揣鄙陋妄加点抹，未知不轩渠于当世之慧眼否也。

时甲戌秋杪嘉善后学棘人张以增容旃书

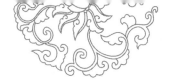

温疫论原序

昔仲景立伤寒论,其始自太阳,传至阳明,以至少阳,次传三阴,盖为正伤寒设也。嗣后论者纷纷皆以正伤寒为辞。其于温疫之证甚略。是以医者所记所诵,连篇累牍,俱系正伤寒。迨夫临证所见,悉皆温疫。求其所谓正伤寒者,百无一二。予即按诸书,咸以为春夏秋所发,皆属温病,而伤寒必在冬时。则历年较之,温疫四时皆有。而真正伤寒,每在严寒。虽有头疼、身痛、恶寒、无汗、发热,总之谓太阳证。至六七日失治,未常传经,每用发散之剂,一汗即解。间有不药亦自愈者,并未常因失汗,以致发黄、谵语、狂乱、胎刺等症。此皆感冒肤浅之病,非真伤寒也。伤寒感冒,均系风寒。不无轻重之殊。究竟感冒俱多,伤寒稀有。况温疫与伤寒,感受有霄壤之隔。今鹿马攸分,益见伤寒世所绝少。仲景以伤寒为急病，仓促失治，多致伤生，因立论以济天下万世，用心可谓仁矣。然伤寒与温疫，皆急病也。以病之少者，尚谆谆以告世。况温疫多于伤寒百倍，安忍置之勿论。或谓温疫一证，仲景原别有方论，历年既久，兵火湮没，即《伤寒论》称散亡之余。王叔和补方造论，辑成全书，则温疫之论，未必不由散亡也明矣。崇祯辛巳，疫气流行，感者甚多，于五六月益甚，或阖门传染。其于始发之时，每见时师误以正伤寒法治之，未有不殆者。或病家误听七日当自愈，不尔十四日必瘳，因而失治，尽有不及期而死者。亦有治之太晚，服药不及而死者，或妄投药剂，攻补失序而死者。或遇医家见解不到，心疑胆怯，以急病用缓药，虽不即受其害，究迁延而致死，比比皆是。感邪之轻者，有获侥幸。邪之重者，而加以失治，枉死不可胜计。嗟乎！守古法则不合今病，舍今病而别搜古书，斯投剂不效，医者彷徨无措,病者日近危笃。病愈急投医愈乱,不死于病,乃死于医,不死于医,乃死于册之遗忘也。吁!千载以来,何生民之不幸如此。余虽孤陋,静心穷理,格其所感之气,所入之门,所抵之处,与夫传变之体,并平日所用历应验方法,详述于下,以俟高明者正之。

时崇祯壬午吴越吴有性又可撰

自　叙

夫温疫之为病，非风、非寒、非暑、非湿，乃天地间别有一种异气所感，其传有九，此治疫紧要关节。奈何自古迄今，从未有发明者。仲景虽有《伤寒论》，然其法始自太阳，或传阳明，或传少阳，或三阳竟自传胃。盖为外感风寒而设，故其传法与温疫自是迥别。嗣后论之者纷纷，不止数十家，皆以伤寒为辞。其于温疫证，则甚略之。是以业医者，所记所诵，连篇累牍，俱系伤划，及其临证，悉见温疫，求其真伤寒百无一二。不知屠龙之艺虽成而无所施，未免指鹿为马矣。余初按诸家咸谓：春夏秋皆是温病，而伤寒必在冬时。然历年较之，温疫四时皆有。及究伤寒，每至严寒，虽有头疼：身痛、恶寒、无汗、发热，总似太阳证，至六七日失治，未尝传经。每用发散之剂，一汗而解。间有不药亦自解者，并未尝因失汗以致发黄、谵语、狂乱、胎刺等症。此皆感冒肤浅之病，非真伤寒也。伤寒、感冒，均系风寒，不无轻重之殊。究竟感冒居多，伤寒稀有。况温疫与伤寒，感受有霄壤之隔。今鹿马攸分，益见伤寒世所绝少。仲景以伤寒为急病，仓促失治，多致伤生，因立论以济天下后世，用心可谓仁矣。然伤寒与温疫，均急病也。以病之少者，尚谆谆告世，至于温疫多于伤寒百倍，安忍反置勿论。或谓温疫之证，仲景原别有方论，历年既久，兵火湮没，即《伤寒论》乃称散亡之余，王叔和立方造论，谬称全书，温疫之论，未必不由散亡也明矣。崇祯辛巳疫气流行，山东、浙省、南北两直，感者尤多，至五六月益甚，或至阖门所传。始发之际，时师误以伤寒法治之，未尝见其不殆也。或病家误听七日当自愈，不尔十四日必瘳，因而失治，有不及期而死者；或有妄用峻剂，攻补失序而死者；或遇医家见解不到，心疑胆怯,以急病用缓药,虽不即受其害,然迁延而致死,比比皆是。所感轻者,尚获侥幸;感之重者,更加失治,枉死不可胜计。嗟乎!守古法不合今病,以今病简古书,原无明论,是以投剂不效,医者彷徨无措,病者日近危笃,病愈急,投药愈乱,不死于病,乃死于医,不死于医,乃死于圣经之遗亡也。吁!千载以来,何生民不幸如此。余虽固陋,静心穷理,格其所感之气,所入之门,所受之处,及其传变之体,平日所用历验方法,详述于左,以俟高明者正之。

时崇祯壬午仲秋姑苏洞庭吴有性书于
淡淡斋

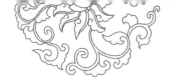

目　　录

卷上 …………………………………… 001

原病 …………………………………… 001

温疫初起 ……………………………… 005

传变不常 ……………………………… 007

急证急攻 ……………………………… 008

表里分传 ……………………………… 009

热邪散漫 ……………………………… 010

内壅不汗 ……………………………… 011

下后脉浮 ……………………………… 012

下后脉复沉 …………………………… 012

邪气复聚 ……………………………… 013

下后身反热 …………………………… 013

下后脉反数 …………………………… 014

因证数攻 ……………………………… 014

病愈结存 ……………………………… 016

下格 ……………………………………………… 016

注意逐邪勿拘结粪 ……………………… 017

蓄血 ……………………………………………… 021

发黄 ……………………………………………… 023

邪在胸膈 …………………………………… 025

辨明伤寒时疫 …………………………… 025

发斑战汗合论 …………………………… 028

战汗 ……………………………………………… 029

自汗 ……………………………………………… 030

盗汗 ……………………………………………… 031

狂汗 ……………………………………………… 032

发斑 ……………………………………………… 033

数下亡阴 …………………………………… 033

解后宜养阴忌投参术 ……………… 034

用参宜忌有前利后害之不同 …… 035

下后间服缓剂 …………………………… 037

下后反痞 …………………………………… 037

下后反呕 …………………………………… 038

夺液无汗 …………………………………… 039

补泻兼施 …………………………………… 040

药烦 ……………………………………………… 042

停药 ……………………………………………… 042

虚烦似狂 ·················· 043

神虚谵语 ·················· 044

夺气不语 ·················· 044

老少异治论 ················ 045

妄投破气药论 ·············· 045

妄投补剂论 ················ 047

妄投寒凉药论 ·············· 047

大便 ····················· 050

小便 ····················· 053

前后虚实 ·················· 054

脉厥 ····················· 055

脉证不应 ·················· 056

体厥 ····················· 057

乘除 ····················· 059

卷下 ···················· 062

杂气论 ···················· 062

论气盛衰 ·················· 065

论气所伤不同 ·············· 066

蛔厥 ····················· 068

呃逆 ····················· 068

似表非表,似里非里 ········· 069

论食 ····················· 071

论饮 …………………………… 072

损复 …………………………… 073

标本 …………………………… 074

行邪伏邪之别 …………………… 075

应下诸证 ………………………… 076

应补诸证 ………………………… 081

论阴证世间罕有 ………………… 082

论阳证似阴 ……………………… 083

舍病治药 ………………………… 085

舍病治弊 ………………………… 085

论轻疫误治每成痼疾 …………… 086

肢体浮肿 ………………………… 088

服寒剂反热 ……………………… 090

知一 ……………………………… 091

四损不可正治 …………………… 093

劳复、食复、自复 ……………… 095

安神养血汤 ……………………… 096

感冒兼疫 ………………………… 096

疟疫兼证 ………………………… 097

温疟 ……………………………… 097

疫痢兼证 ………………………… 098

妇人时疫 ………………………… 099

妊娠时疫 ……………………………… 100

小儿时疫 ……………………………… 101

主客交 ………………………………… 103

调理法 ………………………………… 105

统论疫有九传治法 …………………… 106

正名 …………………………………… 112

伤寒例正误 …………………………… 113

诸家温疫正误 ………………………… 120

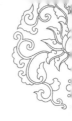

卷上

具区吴有性又可甫著

嘉善张以增容旃评点

原病

病疫之由，昔以为非其时有其气，春应温而反大寒，夏应热而反大凉，秋应凉而反大热，冬应寒而反大温，得非时之气，长幼之病相似以为疫。余论则不然。夫寒热温凉，乃四时之常，因风雨阴晴，稍为损益。假令秋热必多晴，春寒因多雨，较之亦天地之常事，未必多疫也。伤寒与中暑，感天地之常气。疫者感天地之疬气，在岁有多寡；在方隅有厚薄；在四时有盛衰。此气之来，无论老少强弱，触之者即病。邪自口鼻而入，则其所客，内不在脏腑,外不在经络,舍于伏脊①之内,去表不远,附近于胃,乃表里之分界,是为半表半里,即《针经》所谓横连膜原是也。胃为十二经之海,十二经皆都会于胃,故胃气能敷布于十二经中,而荣养百骸、毫发之间,弥所不贯。凡邪在经为表,在胃为里。今邪在膜原者,正当经胃交关之所,故为半表半里。其热淫之气,浮越于某经,即能显某经之证。如浮越于太阳,则有头项痛、腰痛如折;如浮越于阳明,则有目痛、眉棱骨痛、鼻干;如浮越于少阳,则有胁痛、耳聋、寒热、呕而口苦。大概观之,邪越太阳居多,阳明次之,少阳又其次也。邪之所着,有天受,有传染,所感虽殊,其病则一。凡人口鼻之气,通乎天气,本气充满,邪不易入;本气适逢亏欠,呼吸之间,外邪因而乘之。昔有三人,冒雾早行,空腹者死,饮酒者病,饱食者不病,疫邪所着,又何异耶?若其年气来盛厉,不论强

---

① 伏脊:刘本作"夹脊",义胜。

弱,正气稍衰者,触之即病,则又不拘于此矣。其感之深者,中而即发;感之浅者,邪不胜正,未能顿发,或遇饥饱劳碌,忧思气怒,正气被伤,邪气始得张溢,营卫运行之机,乃为之阻,吾身之阳气,因而屈曲,故为病热。其始也,格阳于内,不及于表,故先凛凛恶寒,甚则四肢厥逆。阳气渐积,郁极而通,则厥回而中外皆热,至是但热而不恶寒者,因其阳气之通也。此际应有汗,或反无汗者,存乎邪结之轻重也。即便有汗,乃肌表之汗,若外感在经之邪,一汗而解。今邪在半表半里,表虽有汗,徒损真气,邪气深伏,何能得解?必俟其伏邪渐退,表气潜行于内,乃作大战,精气自内由膜中以达表,振战止而复热,此时表里相通,故大汗淋漓,衣被湿透,邪从汗解,此名战汗。当即脉静身凉,神清气爽,划然而愈。然有自汗而解者,但出表为顺,即不药亦自愈也。伏邪未退,所有之汗,止得卫气渐通,热亦暂减,逾时复热。

午后潮热者，至是郁甚，阳气与时消息也；自后加热而不恶寒者，阳气之积也。其恶寒或微或甚，因其人之阳气盛衰也；其发热或久或不久，或昼夜纯热，或黎明稍减，因其感邪之轻重也。疫邪与疟仿佛，但疟不传胃，惟疫乃传胃。始则皆先凛凛恶寒，既而发热，又非若伤寒发热而兼恶寒也。至于伏邪动作，方有变证，其变或从外解，或从内陷。从外解者顺，从内陷者逆。更有表里先后不同：有先表而后里者，有先里而后表者，有但表而不里者，有但里而不表者，有表里偏胜者，有表里分传者，有表而再表者，有里而再里者，有表里分传而又分传者。从外解者，或发斑，或战汗、狂汗、自汗、盗汗；从内陷者，胸膈痞闷，心下胀满，或腹中痛，或燥结便秘，或热结旁流，或协热下利，或呕吐、恶心、谵语、舌黄、舌黑、苔刺等证。因证而知变，因变而知治。此言其大略，详见脉证治法诸条。

温疫初起

温疫初起，先憎寒而后发热，日后但热而无憎寒也。初得之二三日，其脉不浮不沉而数，昼夜发热，日晡益甚，头疼身痛。其时邪在伏脊之前，肠胃之后。虽有头疼身痛，此邪热浮越于经，不可认为伤寒表证，辄用麻黄、桂枝之类强发其汗。此邪不在经，汗之徒伤表气，热亦不减。又不可下，此邪不在里，下之徒伤胃气，其渴愈甚。宜达原饮。

达原饮

槟榔二钱　厚朴一钱　草果仁五分　知母一钱　芍药一钱　黄芩一钱　甘草五分

右用水二盅，煎八分，午后温服。

按：槟榔能消能磨，除伏邪，为疏利之药，又除岭南瘴气；厚朴破戾气所结；草果辛烈气雄，除伏邪盘踞；三味协力，直达其巢穴，使邪气溃败，速离膜原，是以为达原也。热伤津液，加知母以滋阴；热伤营气，加白芍以和血;黄芩清燥热之余;甘草为和中之用。以后四味,不过调和之剂,如渴与饮,非拔病之药也。凡疫邪游溢诸经,当随经引用,以助升泄。如胁痛、耳聋、寒热、呕而口苦,此邪热溢于少阳经也,本方加柴胡一钱;如腰背项痛,此邪热溢于太阳经也,本方加羌活一钱;如目痛、眉棱骨痛、眼眶痛、鼻干不眠,此邪热溢于阳明经也,本方加干葛一钱。证有迟速轻重不等,药有多寡缓急之分,务在临时斟酌,所定分两,大略而已,不可执滞。间有感之轻者,舌上白苔亦薄,热亦不甚,而无数脉,其不传里者,一二剂自解;稍重者,必从汗解。如不能汗,乃邪气盘踞于膜原,内外隔绝,表气不能通于内,里气不能达于外,不可强汗。或者[①]见加发散之药,便欲求汗,误用衣被壅遏,或将汤火熨蒸,甚非法也。然表里隔绝,此时无游溢之邪在经,三阳加法不必用,宜照本方可

---

① 或者:石本作"病家"。

也。感之重者，舌上苔如积粉，满布无隙，服汤后不从汗解，而从内陷者，舌根先黄，渐至中央，邪渐入胃，此三消饮证。若脉长洪而数，大汗多渴，此邪气适离膜原，欲表未表，此白虎汤证。如舌上纯黄色，兼之里证，为邪已入胃，此又承气汤证也。有两三日即溃而离膜原者，有半月十数日不传者，有初得之四五日，淹淹摄摄，五六日后陡然势张者。凡元气胜者毒易传化，元气薄者邪不易化，即不易传。设遇他病久亏，适又微疫能感不能化，安望其传？不传则邪不去，邪不去则病不瘳，延缠日久，愈沉愈伏，多致不起。时师误认怯证，日进参芪，愈壅愈固，不死不休也。

传 变 不 常

疫邪为病，有从战汗而解者；有从自汗、盗汗、狂汗而解者；有无汗竟传入胃者；有自汗淋漓热渴反甚，终得战汗方解者；有胃气壅郁，必因下乃得战汗而解者；

有表以汗解，里有余邪，不因他故，越三五日前证复发者；有发黄因下而愈者；有发黄因下而斑出者；有竟从发斑而愈者；有里证急，虽有斑，非下不愈者。此虽传变不常，亦疫之常变也。有局外之变者，男子适逢淫欲，或向来下元空虚，邪热乘虚陷于下焦，气道不施，以致小便闭塞，少腹胀满，每至夜即发热，以导赤散、五苓、五皮之类，分毫不效，得大承气一服，小便如注而愈者。或宿有他病，一隅之亏，邪乘宿昔所损而传者，如失血崩带，经水适来适断，心痛疝气，痰火喘急，凡此皆非常变。大抵邪行如水，惟注者受之，传变不常，皆因人而使。盖因疫而发旧病，治法无论某经某病，但治其疫，而旧病自愈。

急证急攻

温疫发热一二日，舌上白苔如积粉，早服达原饮一剂，午前舌变黄色，随现胸膈满痛，大渴烦躁，此伏邪即溃，邪毒传胃也。前方加大黄下之，烦渴少减，热去六七，午后复加烦躁发热，通舌变黑生刺，鼻如烟煤，此邪毒最重，复瘀到胃，急投大承气汤。傍晚大下，至夜半热退，次早鼻黑苔刺如失。此一日之间，而有三变，数日之法，一日行之，因其毒甚，传变亦速，用药不得不紧。设此证不服药或投缓剂，羁迟二三日必死。设不死，服药亦无及矣。尝见温疫二三日即毙者，乃其类也。

表里分传

温疫舌上白苔者，邪在膜原也。舌根渐黄至中央，乃邪渐入胃。设有三阳现证，用达原饮三阳加法。因有里证，复加大黄，名三消饮。三消者，消内消外消不内不外也。此治疫之全剂，以毒邪表里分传，膜原尚有余结者宜之。

三消饮

槟榔　草果　厚朴　白芍　甘草　知母　黄芩　大黄　葛根　羌

活　柴胡

姜、枣煎服。

热邪散漫

温疫脉长洪而数,大渴复大汗,通身发热,宜白虎汤。

白虎汤

石膏一两　知母五钱　甘草五钱　炒米一撮

加姜煎服。

按:白虎汤辛凉发散之剂,清肃肌表气分药也。盖毒邪已溃,中结渐开,邪气分离膜原,尚未出表,然内外之气已通,故多汗、脉长洪而数。白虎辛凉解散,服之或战汗,或自汗而解。若温疫初起,脉虽数未至洪大,其时邪气盘踞于膜原,宜达原饮。误用白虎,既无破结之能,但求清热,是犹扬汤止沸也。若邪已入胃,非承气不愈,误用白虎,既无逐邪之能,徒以刚悍而伐胃气,反抑邪毒,致脉不行,因而细

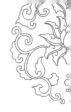

小。又认阳证得阴脉，妄言不治，医见脉微欲绝，益不敢议下，日惟杂进寒凉，以为稳当，愈投愈危，至死无悔。此当急投承气，缓缓下之，六脉自复。

内壅不汗

邪发于半表半里，一定之法也。至于传变，或出表，或入里，或表里分传。医见有表复有里，乃引经论，先解其表，乃攻其里，此大谬也。尝见以大剂麻黄连进，一毫无汗，转见烦躁者何耶？盖发汗之理，自内由中以达表。今里气结滞，阳气不能敷布于外，即四肢未免厥逆，又安能气液蒸蒸以达表？譬如缚足之鸟，乃欲飞升，其可得乎？盖鸟之将飞，其身必伏，先足纵而后扬翅，方得升举，此与战汗之义同。又如水注①，闭其后窍，则前窍不能涓滴，与发汗之义同。凡见表里分传之

---

① 水注：古代文具，前后有孔，以供研墨时注水用的器具。

证,务宜承气先通其里,里气一通,不待发散,多有自能汗解。

下后脉浮

里证下后,脉浮而微数,身微热,神思或不爽,此邪热浮于肌表,里无壅滞也,虽无汗,宜白虎汤,邪从汗解。若大下后或数下后,脉空浮而数,按之豁然如无,宜白虎汤加人参,覆杯则汗解。下后脉浮而数,原当汗解,迁延五六日脉证不改,仍不得汗者,以其人或自利经久,或素有他病先亏,或本病日久不瘥,或反覆数下,以致周身血液枯涸,故不得汗,白虎辛凉除肌表散漫之热邪,加人参以助周身之血液,于是经络润泽,元气鼓舞,腠理开发,故得汗解。

下后脉复沉

里证脉沉而数,下后脉浮者,当得汗解。今不得汗,后二三日脉复沉者,膜原余邪复瘀到胃也，宜更下之。更下后脉再浮者，仍当汗解，宜白虎汤。

邪气复聚

里证下后，脉不浮，烦渴减，身热退，越四五日复发热者，此非关饮食劳复，乃膜原尚有余邪隐匿，因而复发，此必然之理。不知者每每归咎于病人，误也。宜再下之即愈。但当少与，慎勿过剂，以邪气微也。

下后身反热

应下之证，下后当脉静身凉，今反发热者，此内结开，正气通，郁阳暴伸也。即如炉中伏火，拨开虽焰，不久自息。此与下后脉反数义同。若温疫将发，原当日渐加热，胃本无邪，误用承气，更加发热，实非承气使然，乃邪气方张，分内之热也。但嫌下早之误，徒伤胃气耳。日后传胃再当下之。又有药烦者，与此悬绝，详载本条。

下后脉反数

应下失下，口燥舌干而渴，身反热减，四肢时厥，欲得近火壅被，此阳气伏也。既下厥回，去炉减被，脉大而加数，舌上生津，不思水饮，此里邪去，郁阳暴伸也，宜柴胡清燥汤去花粉、知母，加葛根，随其性而升泄之。此证类近白虎，但热渴既除，又非白虎所宜也。

因 证 数 攻

温疫下后二三日或一二日，舌上复生苔刺，邪未尽也。再下之，苔刺虽未去，已无锋芒而软，然热渴未除，更下之，热渴减，苔刺脱。日后更复热，又生苔刺，更宜下之。余里周因之者，患疫月余，苔刺凡三换，计服大黄二十两，始得热不复作，其余脉证方退也。所以凡下不以数计，有是证则投是药，医家见理不透，经历未到，中道生疑，往往遇此证反致耽搁。但其中有间日一下者，有应连下三四日者，有应连下二日间一日者，其中宽缓之间，有应用柴胡清燥汤者，有应用犀角地黄汤者。至投承气，某日应多与，某日应少与，其间不能得法，亦足以误事。此非可以言传，贵乎临时斟酌。

朱海畴者，年四十五岁，患疫得下证，四肢不举，身卧如塑，目闭口张，舌上苔刺，问其所苦不能答。因问其子：两三日所服何药？云进承气汤三剂，每剂投大黄两许不效，更无他策，惟待日而已，但不忍坐视，更祈一诊。余诊得脉尚有神，下证悉具，药浅病深也。先投大黄一两五钱，目有时而少动，再投舌刺无芒，口渐开能言。三剂舌苔少去，神思稍爽。四日服柴胡清燥汤，五日复生芒刺，烦热又加，再下之。七日又投承气养荣汤，热少退。八日仍用大承气，肢体自能少动。计半月，共服大黄十二两而愈。又数日，始进糜粥，调理两月平复。凡治千人，所遇此等，不过三四人而已，姑存案以备参酌耳。

病愈结存

温疫下后，脉证俱平，腹中有块，按之则疼，自觉有所阻而膨[1]闷，或时有升降之气，往来不利，常作蛙声，此邪气已尽，其宿结尚未除也，此不可攻。攻之徒损元气，气虚益不能传送，终无补于治结。须饮食渐进，胃气稍复，津液流通，自能润下也。尝遇病愈后食粥半月，结块方下，坚黑如石。

下　格

温疫愈后，脉证俱平，大便二三旬不行，时时作呕，饮食不进，虽少与汤水，呕吐愈加，此为下格。盖下既不通，必返于上。设误认翻胃，乃与牛黄、狗宝，及误作寒气，而以藿香、丁香、二陈之类，误也。

---

① 膨：原作"鼓"，据文理与刘本改。

宜调胃承气热服,顿下宿结及溏粪、粘胶恶物,臭不可当者,呕吐立止。所谓欲求南风,须开北牖①是也。呕止慎勿骤补,若少与参芪,则下焦复闭,呕吐仍作也。此与病愈结存仿佛,彼则妙在往来蛙声一证,故不呕而能食。可见毫厘之差,遂有千里之异。按二者大便俱闭,脉静身凉,一安一危者,在乎气通气塞之间而已矣。

注意逐邪勿拘结粪

温疫可下者,三十余证,不必悉具,但见舌黄、心腹痞满,便于达原饮加大黄下之。设邪在膜原者,已有行动之机,欲离未离之际,得大黄促之而下,实为开门祛贼之法,即使未愈,邪亦不能久羁。二三日后,余邪入胃,仍用小承气彻其余毒。大凡客邪贵乎早治,乘人气血未乱,肌肉未消,津液未耗,病人不至危殆,投剂不至掣肘,愈后亦易平复。欲为万全之策者,

①牖(yǒu有):窗户。

不过知邪之所在，早拔去病根为要耳。但要谅人之虚实，度邪之轻重，察病之缓急，揣邪气离膜原之多寡，然后药不空投，投药无太过不及之弊。是以仲景自大柴胡以下，立三承气，多与少与自有轻重之殊。勿拘于下不厌迟之说，应下之证，见下无结粪，以为下之早，或以为不应下之证误投下药。殊不知承气本为逐邪而设，非专为结粪而设也。必俟其粪结，血液为热所抟，变证迭起，是犹养虎遗患，医之咎也。况多有溏粪失下，但蒸作极臭如败酱，或如藕泥，临死不结者，但得秽恶一去，邪毒从此而消，脉证从此而退，岂徒孜孜粪结而后行哉！假如经枯血燥之人，或老人血液衰少，多生燥结；或病后血气未复，亦多燥结。在经所谓不更衣十日无所苦，有何妨害？是知燥结不致损人，邪毒之为殒命也。要知因邪热致燥结，非燥结而致邪热也。但有病久失下，燥结为之壅闭，瘀邪郁热，益难得泄，结粪一行，气通而邪热乃泄，此又前后之不同。总之，邪为本，热为标，结粪又其标也。能早去其邪，安患燥结耶！

假令滞下，本无结粪，初起质实，频数窘急者，宜芍药汤加大黄下之。此岂亦因结粪而然耶？乃为逐邪而设也。或曰得毋为积滞而设与？余曰：非也。邪气客于下焦，气血壅滞，泣　而为积。若去积以为治，已成之积方去，未成之积复生，须用大黄逐去其邪，是乃断其生积之源，营卫流通，其积不治而自愈矣。更有虚痢，又非此论。

或问：脉证相同，其粪有结有不结者何也？曰：原其人病至大便当即不行，续得蕴热，益难得出，蒸而为结也。一者其人平素大便不实，虽胃家热甚，但蒸作极臭，状如粘胶，至死不结。应下之证，设引经论"初硬后必溏不可攻"之句，诚为千古之弊。

大承气汤

大黄_{五钱}　厚朴_{一钱}　枳实_{一钱}　芒硝_{三钱}

水姜煎服,弱人减半,邪微者各复减半。

小承气汤

大黄_{五钱}　厚朴_{一钱}　枳实_{一钱}

水姜煎服。

调胃承气汤

大黄_{五钱}　芒硝_{二钱五分}　甘草_{一钱}

水姜煎服。

按:三承气汤功用仿佛。热邪传里,但上焦痞满者,宜小承气汤;中有坚结者,加芒硝软坚而润燥,病久失下,虽无结粪,然多粘腻极臭恶物,得芒硝则大黄有荡涤之能。设无痞满,唯存宿结而有瘀热者,调胃承气宜之。三承气功效俱在大黄,余皆治标之品也。不奈汤药者,或呕或畏,当为细末蜜丸汤下。

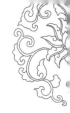

蓄　血

大小便蓄血、便血，不论伤寒时疫，盖因失下。邪热久羁，无由以泄，血为热搏，留于经络，败为紫血；溢于肠胃，腐为黑血，便色如漆，大便反易者，虽结粪得瘀而润下，结粪虽行，真元已败，多至危殆。其有喜忘①如狂者，此胃热波及于血分，血乃心之属，血中留火，延蔓心家，宜其有是证矣。仍从胃治。

发黄一证，胃实失下，表里壅闭，郁而为黄，热更不泄，搏血为瘀。凡热，经气不郁，不致发黄，热不干血分，不致蓄血，同受其邪，故发黄而兼蓄血，非蓄血而致发黄也。但蓄血一行，热随血泄，黄因随减。尝见发黄②者，原无瘀血，有瘀血者，原不发黄。所以发黄，当咎在经瘀热，若专治瘀血误也。胃移热于下焦气分，小便不

---

① 忘：刘本作"笑"。
② 黄：原作"热"，据文义、医理及郑本改。

利,热结膀胱也;移热于下焦血分,膀胱蓄血也。小腹硬满,疑其小便不利,今小便自利者,责之蓄血也。小便不利,亦有蓄血者,非小便自利,便为蓄血也。胃实失下,至夜发热者,热留血分,更加失下,必致瘀血。初则昼夜发热,日晡益甚,既投承气,昼日热减,至夜独热者,瘀血未行也,宜桃仁承气汤。服汤后热除为愈,或热时前后缩短,再服再短,蓄血尽而热亦尽。大势已去,失血过多,余焰尚存者,宜犀角地黄汤调之。至夜发热,亦有瘅疟,有热入血室,皆非蓄血,并未可下,宜审。

桃仁承气汤

大黄 芒硝 桃仁 当归 芍药 丹皮

照常煎服。

犀角地黄汤

地黄一两 白芍三钱 丹皮二钱 犀角二钱,研碎

右,先将地黄温水润透,铜刀切作片,

石臼内捣烂，再加水如糊，绞汁听用，其滓入药同煎，药成去滓，人前汁合服。

按：伤寒太阳病不解，从经传腑，热结膀胱，其人如狂，血自下者愈。血结不行者，宜抵当汤。今温疫起无表证，而惟胃实，故肠胃蓄血多，膀胱蓄血少。然抵当汤行瘀逐蓄之最者，无分前后二便，并可取用。然蓄血结甚者，在桃仁力所不及，宜抵当汤。盖非大毒猛厉之剂，不足以抵当，故名之。然抵当证，所遇亦少，此以备万一之用。

抵当汤

大黄五钱　虻虫二十枚，炙干，研末　桃仁五钱，研加酒　水蛭炙干为末，五分

照常煎服。

发　黄

发黄疸是腑病，非经病也。疫邪传里，遗热下焦，小便不利，邪无输泄，经气郁滞，其传为疸，身目如金者，宜茵陈汤。

茵陈汤

茵陈一钱　　山栀二钱　　大黄五钱

水姜煎服。

按：茵陈为治疸退黄之专药。今以病证较之，黄因小便不利，故用山栀除小肠屈曲之火，瘀热既除，小便自利。当以发黄为标，小便不利为本。及论小便不利，病原不在膀胱，乃系胃家移热，又当以小便不利为标，胃实为本。是以大黄为专功，山栀次之，茵陈又其次也。设去大黄而服山栀、茵陈，是忘本治标，鲜有效矣。或用茵陈五苓，不唯不能退黄，小便间亦难利。

愚按：旧论发黄，有从湿热，有从阴寒者，阴病[①]发黄确有其证，何得云妄？湿热发黄尤为最多，大约如合曲相似。饮入于胃，胃气熏蒸则成湿热。湿热外蒸，透入肌腠遂成黄病。

燥火焉有发黄之理？此言为吴君白

---

① 病：原作"阳"，据刘本及医理改。

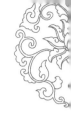

圭之玷。

邪在胸膈

温疫胸膈满闷，心烦喜呕，欲吐不吐，虽吐而不得大吐，腹不①满，欲饮不能饮，欲食不能食。此疫邪留于胸膈，宜瓜蒂散吐之。

瓜蒂散

甜瓜蒂一钱　赤小豆二钱,研碎　生山栀仁二钱

右，用水二盅，煎一盅，后入赤豆，煎至八分，先服四分，一时后不吐，再服尽。吐之未尽，烦满尚存者，再煎服。如无瓜蒂，以淡豆豉二钱代之。

辨明伤寒时疫

或曰：子言伤寒与时疫有霄壤之隔，今用三承气及桃仁承气、抵当、茵陈诸汤，皆伤寒方也。既用其方，必同其证，子何

---

① 不：石本作"中"。

言之异也？曰：夫伤寒必有感冒之因，或单衣风露，或强力入水，或临风脱衣，或当檐出浴，当觉肌肉粟起，既而四肢拘急，恶风恶寒，然后头疼身痛，发热恶寒，脉浮而数。脉紧无汗为伤寒，脉缓有汗为伤风。时疫初起，原无感冒之因，忽觉凛凛，以后但热而不恶寒-。然亦有所触因而发者，或饥饱劳碌，或焦思气郁，皆能触动其邪，是促其发也，不因所触无故自发者居多，促而发者，十中之一二耳。且伤寒投剂，一汗而解，时疫发散，虽汗不解。伤寒不传染于人，时疫能传染于人。伤寒之邪，自毫窍而入；时疫之邪，自口鼻而入。伤寒感而即发，时疫感久而后发。伤寒汗解在前，时疫汗解在后。伤寒投剂可使立汗，时疫汗解，俟其内溃，汗出自然，不可以期。伤寒解以发汗，时疫解以战汗。伤寒发斑则病笃，时疫发斑则病衰。伤寒感邪在经，以经传经；时疫感邪在内，内溢于经，经不自传。伤寒感发甚暴，时疫多有淹缠二三日，或渐加重，或淹缠五六日，忽然加重。伤寒初起，以发表为先；时疫初起，以疏利为主。种种不同。其所同者，伤寒时疫皆能传胃，至是同归于一，故用承气汤辈，导邪而出。要之，伤寒时疫，始异而终同也。夫伤寒之邪，自肌表一迳传里，如浮云之过太虚，原无根蒂，惟其传法，始终有进而无退，故下后皆能脱然而愈。时疫之邪，始则匿于膜原，根深蒂固，发时与营卫交并，客邪经由之处，营卫未有不被其所伤者。因其伤，故名曰溃，然不溃则不能传，不传邪不能出，邪不出而疾不瘳。时疫下后，多有未能顿解者何耶？盖疫邪每有表里分传者，因有一半向外传，则邪留于肌肉，一半向内传，则邪留于胃家。邪留于胃，故里气结滞，里气结，表气因而不通，于是肌肉之邪，不能即达于肌表。下后里气一通，表气亦顺，向者郁于肌肉之邪，方能尽发于肌表，或斑或汗，然后脱然而愈，伤寒下后无有此法。

虽日终同，及细较之，而终又有不同者矣。

或曰：伤寒感天地之正气，时疫感天地之戾气。气既不同，俱用承气，又何药之相同也？曰：风寒疫邪与吾身之真气，势不两立，一有所着，气壅火积，气也、火也、邪也三者混一，与之俱化，失其本然之面目，至是均为之邪矣。但以驱逐为功，何论邪之同异也。假如初得伤寒为阴邪，主闭藏而无汗，伤风为阳邪，主开发而多汗，始有桂枝、麻黄之分，原其感而未化也。传至少阳并用柴胡，传至胃家并用承气，至是亦无复有风寒之分矣。推而广之，是知疫邪传胃治法。

发斑战汗合论

凡疫邪留于气分，解以战汗；留于血分，解以发斑。气属阳而轻清，血属阴而重浊，是以邪在气分则易疏透，邪在血分恒多胶滞，故阳主速而阴主迟。所以从战汗者，可使顿解；从发斑者，当图渐愈。

战　汗

　　疫邪先传表后传里，忽得战汗，经气输泄，当即脉静身凉，烦渴顿除。三五日后，阳气渐积，不待饮食劳碌，或有反复者，盖表邪已解，里邪未去，才觉发热，下之即解。疫邪表里分传，里气壅闭，非汗下不可。汗下之未尽，日后复热，当复下复汗。温疫下后，烦渴减，腹满去，或思食而知味，里气和也。身热未除，脉近浮，此邪气拂郁于经，表未解也，当得汗解。如未得汗，以柴胡清燥汤和之，复不得汗者，从渐解也，不可苛求其汗。应下失下，气消血耗，既下欲作战汗，但战而不汗者危。以中气亏微，但能降陷不能升发也。次日当期复战，厥回汗出者生，厥不回汗不出者死。以正气脱，不胜其邪也。战而厥回无汗者，真阳尚在，表气枯涸也，可使渐愈。凡战而不复，忽痉者必死。痉者身如尸，牙关紧，目上视。凡战不可扰动，但可温覆，扰动则战而中止，次日当期复战。战汗后复下后，越二三日反腹痛不止者，欲作滞下也。无论已见积未见积，宜芍药汤。

芍药汤

白芍一钱　当归一钱　槟榔二钱　厚朴一钱　甘草七分

水姜煎服。里急后重，加大黄三钱，红积倍芍药，白积倍槟榔。

自　汗

自汗者，不因发散，自然汗出也。伏邪中溃，气通得汗，邪欲去也。若脉长洪而数，身热大渴，宜白虎汤，得战汗方解。里证下后，续得自汗，虽二三日不止，甚则四五日不止，身微热，热甚则汗甚，热微汗亦微，此属实，乃表有留邪也，邪尽汗止。汗不止者，宜柴胡以佐之，表解则汗止。设有三阳经证，当用三阳随经加减法，与协热下利投承气同义。表里虽殊，其理则一。若误认为表虚自汗，辄用黄芪实表，及止汗之剂，则误矣。有里证，时当盛暑，多作自汗，宜下之。白虎证自汗详见前。若面无神色，唇口刮白，表里无阳证，喜热饮，稍冷则畏，脉微欲绝，忽得自汗，淡而无味者为虚脱，夜发则昼死，昼发则夜亡，急当峻补，补不及者死。大病愈后数日，每饮食及惊动即汗，此表里虚怯，宜人参养荣汤倍黄芪。

盗　汗

　　里证下后，续得盗汗者，表有微邪也。若邪甚竟作自汗，伏邪中溃，则作战汗矣。凡人目张，则卫气行于阳；目瞑，则卫气行于阴。行阳谓升发于表，行阴谓敛降于内。今内有伏热，而又遇卫气，两阳相抟，热蒸于外则腠理开而盗汗出矣。若内伏之邪一尽则盗汗自止，设不止者，宜柴胡汤以佐之。时疫愈后，脉静身凉，数日后反得盗汗及自汗者，此属表虚，宜黄芪汤。

柴胡汤

柴胡三钱　　黄芩一钱　　陈皮一钱　　甘草一钱　　生姜一钱　　大枣二枚

古方用人参、半夏，今表里实，故不用人参。无呕吐，不加半夏。

黄芪汤

黄芪三钱　　五味子五分　　当归一钱　　白术一钱　　甘草五分

照常煎服。如汗未止，加麻黄净根一钱五分，无有不止者。然属实常多，属虚常少，邪气盛为实，正气夺为虚。虚实之分，在乎有热无热，有热为实，无热为虚。若颠倒误用，未免实实虚虚之误，临证当慎。

狂　　汗

狂汗者，伏邪中溃，欲作汗解。因其人禀赋充盛，阳气冲击，不能顿开，故忽然坐卧不安，且狂且躁。少顷大汗淋漓，狂躁顿止，脉静身凉，霍然而愈。

发　斑

邪留血分，里气壅闭，则伏邪不得外透而为斑。若下之，内壅一通，则卫气亦从而舒畅，或出表为斑，则毒邪亦从而外解矣。若下后斑渐出，不可更大下。设有下证，少与承气缓缓下之。若复大下，中气不振，斑毒内陷则危，宜托里举斑汤。

托里举斑汤

白芍　当归各一钱　升麻五分　白芷柴胡各七分　穿山甲二钱，炙黄

水姜煎服。下后斑渐出，复大下，斑毒复隐，反加循衣摸床，撮空理线，脉渐微者危，本方加人参一钱，补不及者死。若未下而先发斑者，设有下证，少与承气，须从缓下。

数　下　亡　阴

下证以邪未尽，不得已而数下之，间有两目加涩、舌反枯干、津不到咽、唇口燥

裂,缘其人所禀阳脏,素多火而阴亏。今重亡津液,宜清燥养荣汤。设热渴未除,里证仍在,宜承气养荣汤。

解后宜养阴忌投参术

夫疫乃热病也,邪气内郁,阳气不得宣布,积阳为火,阴血每为热搏。暴解之后,余焰尚在,阴血未复,大忌参、芪、白术,得之反助其壅郁。余邪留伏,不惟目下淹缠,日后必变生异证,或周身痛痹,或四肢挛急,或流火结痰,或遍身疮疡,或两腿钻痛,或劳嗽涌痰,或气毒流注,或痰核穿漏,皆骤补之为害也。凡有阴枯血燥者,宜清燥养荣汤。若素多痰,及少年平时肥盛者,投之恐有腻膈之弊,亦宜斟酌。大抵时疫愈后,调理之剂,投之不当,莫如静养节饮食为第一。

清燥养荣汤

知母　天花粉　当归身　白芍　地黄汁　陈皮　甘草

加灯心煎服。表有余热，宜柴胡养荣汤。

柴胡养荣汤

柴胡　黄芩　陈皮　甘草　当归　白芍　生地　知母　天花粉

姜枣煎服。里证未尽，宜承气养荣汤。

承气养荣汤

知母　当归　芍药　生地　大黄　枳实　厚朴

水姜煎服。痰涎涌甚，胸膈不清者，宜蒌贝养荣汤。

蒌贝养荣汤

知母　花粉　贝母　瓜蒌实　橘红　白芍　当归　紫苏子

水姜煎服。

用参宜忌有前利后害之不同

凡人参所忌者里证耳。邪在表及半表半里者，投之不妨。表有客邪者，古方如参苏饮、小柴胡汤、败毒散是也。半表半里者,如久疟挟虚,用补中益气,不但无碍,而且得效。即使暴疟,邪气正盛,投之不当,亦不至胀,为无里证也。夫里证者,不特伤寒温疫传胃,至如杂证,气郁、血郁、火郁、湿郁、痰郁、食郁之类,皆为里证。投之即胀者,盖以实填实也。今温疫下后,适有暂时之通,即投人参,因而不胀,医者、病者,以为用参之后虽不见佳处,然不为祸,便为是福,乃恣意投之。不知参乃行血里之补药,下后虽通,余邪尚在,再四服之,则助邪填实,前证复起,祸害随至矣。间有失下以致气血虚耗者,有因邪盛数下,及大下而挟虚者,遂投人参,当觉精神爽慧,医者病者,皆以为得意,明后日再三投之,即加变证。盖下后始则胃家乍虚,沾其补益而快,殊弗思余邪未尽,恣意投之,则渐加壅闭,邪火复炽,愈投而变证愈增矣。所以下后邪缓虚急,是以补性之效速而助邪之害缓,故前后利害之不同者有如此。

下后间服缓剂

下后或数下，膜原尚有余邪未尽传胃，邪热与卫气相并，故热不能顿除。当宽缓两日，俟余邪聚胃再下之，宜柴胡清燥汤缓剂调理。

柴胡清燥汤

柴　胡　黄　芩　陈　皮　甘　草　花粉　知母

姜枣煎服。

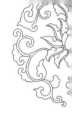

下后反痞

疫邪留于心胸，令人痞满，下之痞应去，今反痞者，虚也。以其人或因他病先亏，或因新产后气血两虚，或禀赋娇怯，因下益虚，失其健运，邪气留止，故令痞满。今愈下而痞愈甚，若更用行气破气之剂，转成坏证，宜参附养荣汤。

参附养荣汤

当归一钱　白芍一钱　生地三钱　人参一钱　附子炮,七分　干姜炒,一钱

照常煎服。果如前证,一服痞如失。倘有下证,下后脉实,痞未除者,再下之。此有虚实之分,一者有下证,下后痞即减者为实;一者表虽微热,脉不甚数,口不渴,下后痞反甚者为虚。若潮热口渴,脉数而痞者,投之祸不旋踵。

下后反呕

疫邪留于心胸,胃口热甚,皆令呕不止,下之呕当去,今反呕者,此属胃气虚寒,少进粥饮,便欲吞酸者,宜半夏藿香汤,一服呕立止,谷食渐加。

半夏藿香汤

半夏一钱五分　真藿香一钱　干姜炒,一钱白茯苓一钱　广陈皮一钱　白术炒,一钱　甘草五分

水姜煎服。有前后一证首尾内变者,

有患时疫心下胀满，口渴发热而呕，此应下之证也。下之诸证减去六七，呕亦减半，再下之胀除热退渴止。向则数日不眠，今则少寐，呕独转甚，此疫毒去而诸证除，胃续寒而呕甚，与半夏藿香汤一剂，而呕即止。

夺液无汗

温疫下后脉沉，下证未除，再下之。下后脉浮者，法当汗解。三五日不得汗者，其人预亡津液也。时疫得下证，日久失下，日逐下利纯臭水，昼夜十数行，乃至口燥唇干，舌裂如断。医者误按仲景协热下利法，因与葛根黄连黄芩汤，服之转剧。邀予诊视，乃热结旁流，急与大承气一服，去宿粪甚多，色如败酱，状如粘胶，臭恶异常，是晚利顿止。次日服清燥汤一剂，脉尚沉，再下之，脉始浮，下证减去，肌表仅存微热。此应汗解，虽不得汗，然里邪先尽，中气和平，所以饮食渐进。半月后忽作战汗，表邪方解。盖缘下利日久，表里枯燥之极，饮食半月，津液渐回，方可得汗，所谓积流而渠自通也。可见脉浮身热，非汗不解，血燥津枯，非液不汗。昔人以夺血无汗，今以夺液无汗，血液虽殊，枯燥则一也。

补泻兼施

证本应下，耽搁失治，或为缓药羁迟，火邪壅闭，耗气搏血，精神殆尽，邪火独存，以致循衣摸床，撮空理线，筋惕肉×，肢体振战，目中不了了，皆缘应下失下之咎。邪热一毫未除，元神将脱，补之则邪毒愈甚，攻之则几微之气不胜其攻，攻不可，补不可，补泻不及，两无生理。不得已勉用陶氏黄龙汤。此证下亦死，不下亦死，与其坐以待毙，莫如含药而亡，或有回生于万一。

黄龙汤

大黄 厚朴 积实 芒硝 人

参　地黄　当归

照常煎服。

按：前证实为庸医耽搁，及今投剂，补泻不及。然大虚不补，虚何由以回；大实不泻，邪何由以去？勉用参、地以回虚，承气以逐实，此补泻兼施之法也。或遇此证，纯用承气，下证稍减，神思稍苏，续得肢体振战，怔忡惊悸，心内如人将捕之状，四肢反厥，眩晕郁冒，项背强直，并前循衣摸床撮空等证，此皆大虚之候，将危之证也，急用人参养营汤。虚候少退，速可摒去。盖伤寒温疫俱系客邪，为火热燥证，人参固为益元气之神品，偏于益阳，有助火固邪之弊，当此又非良品也，不得已而用之。

人参养营汤

人参八分　麦冬七分　辽五味一钱　地黄五分　归身八分　白芍药一钱五分　知母七分陈皮六分　甘草五分

照常煎服。

如人方肉食而病适来，以致停积在胃，用大小承气连下，惟是臭水稀粪而已，于承气汤中但加人参一味服之，虽三四十日所停之完谷及完肉，于是方下。盖承气藉人参之力，鼓舞胃气，宿物始动也。

药　烦

应下失下，真气亏微，及投承气，下咽少顷，额上汗出，发根燥痒，邪火上炎，手足厥冷，甚则振战心烦，坐卧不安，如狂之状。此中气素亏，不能胜药，名为药烦。凡遇此证，急投姜汤即已，药中多加生姜煎服，则无此状矣。更宜均两三次服，以防呕吐不纳。

停　药

服承气腹中不行，或次日方行，或半日仍吐原药，此因病久失下，中气大亏，不能运药，名为停药。乃天元几绝，大凶之兆也。宜生姜以和药性，或加人参以助胃气，更有邪实病重剂轻，亦令不行。

虚烦似狂

时疫坐卧不定，手足不定，卧未稳则起坐，才著坐即乱走，才抽身又欲卧，无有宁刻。或循衣摸床，撮空拈指，师至才诊脉，将手缩去，六脉不甚显，尺脉不至。此平时斫丧①，根源亏损，因不胜其邪，元气不能主持，故烦躁不宁，固非狂证，其危有甚于狂也，法当大补。然有急下者，或下后厥回，尺脉至，烦躁少定，此因邪气少退，正气暂复，微阳少伸也。不二时，邪气复聚，前证复起，勿以前下得效，今再下之，下之速死，急宜峻补，补不及者死。此证表里无大热，下证不备者，庶几可生。譬如城郭空虚，虽残寇而能直入，战不可，守不可，其危可知。

---

① 斫丧：斫（zhuó 酌），砍。斫丧，此指耗伤之义。

神虚谵语

应下稽迟，血竭气耗，内热、烦渴、谵语，诸下证具，而数下之，渴热并减，下证悉去，五六日后，谵语不止者，不可以为实。此邪气去，元神未复，宜清燥养荣汤，加辰砂一钱。郑声、谵语，态度无二，但有虚实之分，不应两立名色。

夺气不语

时疫下后，气血俱虚，神思不清，惟向里床睡，似寐非寐，似寤非寤，呼之不应，此正气夺，与其服药不当，莫如静守，虚回而神思自清，语言渐朗。若攻之，脉必反数，四肢渐厥，此虚虚之祸，危在旦夕。凡见此证，表里无大热者，宜人参养荣汤补之。能食者，然虚回，面前证自除；设不食者，正气愈夺，虚证转加，法当峻补。

老少异治论

三春旱草，得雨滋荣；残腊枯枝，虽灌弗泽。凡年高之人，最忌剥削，设投承气，以一当十；设用参术，十不抵一。盖老年荣卫枯涩，几微之元气易耗而难复也。不比少年气血生机甚捷，其势浡然①，但得邪气一除，正气随复。所以老年慎泻，少年慎补，何况误用耶！万有年高禀厚，年少赋薄者，又当从权，勿以常论。

妄投破气药论

温疫心下胀满，邪在里也，若纯用青皮、枳实、槟榔诸香燥破气之品，冀其宽胀，此大谬也。不知内壅气闭，原有主客之分，假令根于七情郁怒，肝气上升，饮食过度，胃气填实，本无外来邪毒、客气相干，只不过自身之气壅滞，投木香、砂仁、豆蔻、枳壳之类，上升者即降，气闭者即

① 浡（bó 搏）：通"勃"，兴起之义。

通，无不见效。今疫毒之气，传于胸胃，以致升降之气不利，因而胀满，实为客邪累及本气。但得客气一除，本气自然升降，胀满立消。若专用破气之剂，但能破正气，毒邪何自而泄？胀满何由而消？治法非用小承气弗愈。既而肠胃燥结，下既不通，中气瘀滞，上焦之气不能下降，因而充积，即膜原或有未尽之邪，亦无前进之路，于是表里、上中下三焦皆阻，故为痞满燥实之证。得大承气一行，所谓一窍通，诸窍皆通，大关通而百关尽通也。向所郁于肠胃之邪，由此而下，肠胃既舒，在膜原设有所传，不尽之余邪方能到胃，乘势而下也。譬如河道阻塞，前舟既行，余舟连尾而下矣。至是邪结并去，胀满顿除，皆借大黄之力。大黄本非破气药，以其润而最降，故能逐邪拔毒，破结导滞，加以枳朴者，不无佐使云尔。若纯用破气之品，津液愈耗，热结愈固，滞气无门而出，疫毒无路而泄，乃望其宽胸利膈，惑之甚矣。

妄投补剂论

有邪不除，淹缠日久，必至尪羸，庸医望之，辄用补剂，殊不知无邪不病，邪去而正气得通，何患乎虚之不复也？今投补剂，邪气益固，正气日郁，转郁转热，转热转瘦，转瘦转补，转补转郁，循环不已，乃至骨立而毙。犹言服参几许，补之不及，天数也。病家止误一人，医者终身不悟，不知杀人无算。

妄投寒凉药论

疫邪结于膜原，与卫气并，故而昼夜发热，五更稍减，日晡益甚，此与瘅疟相类。瘅疟热短，过时如失，明日至期复热。今温疫热长，十二时中首尾相接，寅卯之间乃其热之首尾也。即二时余焰不清，似乎日夜发热。且其始也，邪结膜原，气并为热，胃本无病，误用寒凉，妄伐生气，此其误者一；及邪传胃，烦渴口燥，舌干苔刺，气喷如火，心腹痞满，午后潮热，此应下之证。若用大剂芩、连、栀、柏，专务清热，竟不知热不能自成其热，皆由邪在胃家，阻碍正气，郁而不通，火亦留止，积火成热。但知火与热，不知因邪而为火热。智者必投承气，逐去其邪，气行火泻，而热自已。若概用寒凉，何异扬汤止沸。每见今医好用黄连解毒汤、黄连泻心汤，盖本《素问》热淫所胜，治以寒凉，以为圣人之言必不我欺，况热病用寒药，最是捷径，又何疑乎？每遇热甚，反指大黄能泻而损元气，黄连清热且不伤元气，更无下泄之患，且得病家无有疑虑，守此以为良法。由是凡遇热证，大剂与之，二三钱不已，增至四五钱，热又不已，昼夜连进，其病转剧。至此技穷力竭，反谓事理当然。又见有等日久，腹皮贴背，乃调胃承气证也，况无痞满，益不敢议承气，惟类聚寒凉，专务清热，又思寒凉之最者莫如黄连，因而再倍之，日近危笃，有邪不除，耽误至死，犹言服黄连至几两，热不能清，非药之不到，或言不治之证，或言病者之数也。他日凡遇此证，每每如是，虽父母妻子，不过以此法毒之。盖不知黄连苦而性滞，寒而气燥，与大黄均为寒药，大黄走而不守，黄连守而不走，一燥一润，一通一塞，相去甚远。且疫邪首尾以通行为治，若用黄连，反招闭塞之害，邪毒何由以泻？病根何由以拔？既不知病原，焉能以愈疾耶。

问曰：间有进黄连而得效者，何也？曰：其人正气素胜，又因所受之邪本微，此不药自愈之证。医者误投温补，转补转郁，转郁转热，此以三分客热，转加七分本热也。客热者，因客邪所郁，正分之热也，此非黄连可愈；本热者，因误投温补，正气转郁，反致热极，故续加烦渴、不眠、谵语等证，此非正分之热，乃庸医添造分外之热也。因投黄连，于是烦渴、不眠、谵语等证顿去。要之，黄连但可清去七分无邪本热，又因热减而正气即回，所存三分有邪客热，气行即已也。医者不解，遂以为黄连得效，他日借此，概治客热，则无效矣。必以昔效而今不效，疑其病原本重，药之不到也，执迷不悟，所害更不可胜计矣。

问曰：间有未经温补之误，进黄连而疾愈者何也？曰：凡元气胜病为易治，病胜元气为难治。元气胜病者，虽误治，未必皆死；病胜元气者，稍误未有不死者。此因其人元气素胜，所感之邪本微，是正气有余，足以胜病也，虽少与黄连，不能抑郁正气，此为小逆，以正气犹胜而疾幸愈也。医者不解，窃自邀功，他日设遇邪气胜者，非导邪不能瘳其疾，误投黄连反招闭塞之害，未有不危者。

大　便

热结旁流，协热下利，大便闭结，大肠胶闭，总之邪在里，其证不同者，在乎通塞之间耳。

协热下利者，其人大便素不调，邪气

忽乘于胃，便作烦渴，一如平时泄泻稀粪而色不败，其①色但焦黄而已。此伏邪传里，不能稽留于胃，至午后潮热，便作泄泻，子后热退，泄泻亦减，次日不作潮热，利亦止，为病愈。潮热未除，利不止者，宜小承气汤，以彻其余邪，而利自止。

利止二三日后，午后忽加烦渴、潮热、下泄，仍如前证，此伏邪未尽，复传到胃也，治法同前。

大便闭结者，疫邪传里，内热壅郁，宿粪不行，蒸而为结，渐至更硬，下之结粪一行，瘀热自除，诸证悉去。

热结旁流者，以胃家实，内热壅闭，先大便闭结，续得下利纯臭水，全然无粪，日三四度，或十数度。宜大承气汤，得结粪而利立止。服汤不得结粪，仍下利并臭水及所进汤药，因大肠邪胜，失其传送之职，知邪犹在也，病必不减，宜更下之。

---

① 其：此下原有"败"字，衍文，据刘本和许本删。

大肠胶闭者，其人平素大便不实，设遇疫邪传里，但蒸作极臭，然如粘胶，至死不结，但愈蒸愈闭，以致胃气不能下行，疫毒无路而出，不下即死，但得粘胶一去，下证自除，霍然而愈。

温疫愈后三五日，或数日，反腹痛里急者，非前病原也，此下焦别有伏邪所发，欲作滞下也。发于气分则为白积，发于血分则为红积，气血俱病，红白相兼。邪尽利止，未止者，宜芍药汤方见前战汗条。愈后大便数日不行，别无他证，此足三阴不足，以致大肠虚燥。此不可攻，饮食渐加，津液流通，自能润下也。觉谷道夯闷①，宜作蜜煎导，甚则宜六成汤。

病愈后，脉迟细而弱，每至黎明，或夜半后，便作泄泻，此命门真阳不足，宜七成汤。或亦有杂证属实者，宜大黄丸，下之立愈。

----

① 夯闷：秘结下坠之义。

六成汤

当归一钱五分　白芍药一钱　地黄五钱
天门冬一钱　肉苁蓉三钱　麦门冬一钱

照常煎服。日后更燥者,宜六味丸,
少减泽泻。

七成汤

破故纸炒,锤碎,三钱　熟附子一钱　辽
五味八分　白茯苓一钱　人参一钱　甘草炙,五分

照常煎服。愈后更发者,宜八味丸,
倍加附子。

小　便

热到膀胱,小便赤色;邪到膀胱,干于
气分,小便胶浊,干于血分,溺血蓄血;留
邪欲出,小便数急;膀胱不约,小便自遗;
膀胱热结,小便闭塞。

热到膀胱者,其邪在胃,胃热灼于下
焦,在膀胱但有热而无邪,惟令小便赤色
而已,其治在胃。

邪到膀胱者,乃疫邪分布下焦,膀胱

实有之邪，不一于热　也。从胃家来，治在胃，兼治膀胱。若纯治膀胱，胃气乘势拥入膀胱，非其治也。若肠胃无邪，独小便急数，或白膏如马遗，其治在膀胱，宜猪苓汤。

猪苓汤　邪干气分者宜之。

猪苓二钱　泽泻一钱　滑石五分　甘草八分　木通一钱　车前二钱

灯心煎服。

桃仁汤　邪干血分者宜之。

桃仁三钱,研如泥　丹皮一钱　当归一钱赤芍一钱　阿胶二钱　滑石二钱

照常煎服。小腹痛，按之硬痛，小便自调，有蓄血也，加大黄三钱，甚则抵当汤。药分三等，随其病之轻重而施治。

前 后 虚 实

病有先虚后实者，宜先补而后泻，先实而后虚者，宜先泻而后补。假令先虚后实者，或因他病先亏，或因年高血弱，或因

先有劳倦之极，或因新产下血过多，或旧有吐血及崩漏之证，时疫将发，即触动旧疾，或吐血，或崩漏，以致失血过多，然后疫气渐渐加重，以上并宜先补而后泻。泻者谓疏导之剂，并承气下药，概而言之也。凡遇先虚后实者，此万不得已而投补剂一二贴后，虚证少退，便宜治疫。若补剂连进，必助疫邪，祸害随至。假令先实而后虚者，疫邪应下失下，血液为热抟尽，原邪尚在，宜急下之，邪退六七，急宜补之，虚回五六，慎勿再补。多服则前邪复起。下后必竟加添虚证者方补，若以意揣度其虚，不加虚证，误用补剂，贻害不浅。

脉厥

温疫得里证，神色不败，言动自如，别无怪证，忽然六脉如丝，微细而软，甚至于无，或两手俱无，或一手先伏。察其人不应有此脉，今有此脉者，皆缘应下失下，内结壅闭，营气逆于内，不能达于四末，此脉厥也。亦多有过用黄连、石膏诸寒之剂，强遏其热，致邪愈结，脉愈不行。医见脉微欲绝，以为阳证得阴脉为不治，委而弃之，以此误人甚众。若更用人参、生脉散辈，祸不旋踵。宜承气缓缓下之，六脉自复。

脉 证 不 应

表证脉不浮者，可汗而解，以邪气微，不能牵引正气，故脉不应。里证脉不沉者，可下而解，以邪气微不能抑郁正气，故脉不应。阳证见阴脉，有可生者，神色不败，言动自如，乃禀赋脉也。再问前日无此脉，乃脉厥也。下后脉实，亦有病愈者，但得证减，复有实脉，乃天年脉也。夫脉不可一途而取，须以神气形色病证相参，以决安危为善。

张昆源正，年六旬，得滞下。后重窘急，日三四十度，脉常歇止，诸医以为雀啄脉，必死之候，咸不用药。延予诊视，其脉参伍不调，或二动一止，或三动一止而复来，此涩脉也。年高血弱，下利脓血，六脉短涩，固非所能任，询其饮食不减，形色不变，声音烈烈，言语如常，非危证也。遂用芍药汤加大黄三钱，大下纯脓成块者两碗许，自觉舒快，脉气渐续，而利亦止。数年后又得伤风咳嗽，痰涎涌甚，诊之又得前脉，与杏桔汤二剂，嗽止脉调。乃见其妇，凡病善作此脉，大抵治病，务以形色脉证参考，庶不失其大体，方可定其吉凶也。

体　厥

阳证脉阴，身冷如冰，为体厥。

施幼声，卖卜颇行，年四旬，禀赋肥甚。六月患时疫，口燥舌干，苔刺如锋，不时太息，咽喉肿痛，心腹胀满，按之痛甚，渴思冰水，日晡益甚，小便赤涩，得涓滴则痛甚，此下证悉备，但通身肌表如冰，指甲青黑，六脉如丝，寻之则有，稍按则无，医者不究里证热极，但引《陶氏全生集》，以为阳证。但手足厥逆，若冷过乎肘膝，便是阴证，今已通身冰冷，比之冷过肘膝更甚，宜其为阴证一也；且陶氏以脉分阴阳二证，全在有力无力中分，今已脉微欲绝，按之如无，比之无力更甚，宜其为阴证二也；阴证而得阴脉之至，有何说焉？以内诸阳证竟置不问，遂投附子理中汤。未服，延予至，以脉相参，表里正较，此阳证之最者，下证悉具，但嫌下之晚耳。盖因内热之极，气道壅闭，乃至脉微欲绝，此脉厥也。阳郁则四肢厥逆，若素禀肥盛尤易壅闭，今亢阳已极，以至通身冰冷，此体厥也。六脉如无者，群龙无首之象，证亦危矣。急投大承气汤，嘱其缓缓下之，脉至厥回，便得生矣。其妻闻一日阴证，一日阳证，天地悬隔，疑而不服。更请一医，指言阴毒，须灸丹田，其兄叠延三医续至，皆言阴证，妻乃惶惑。病者自言：何不卜之神明？遂卜得从阴则吉，从阳则凶，更惑于医之议阴证者居多，乃进附子汤，下之如火,烦躁顿加。乃叹曰:吾已矣,药之所误也。言未已,更加之,不逾时乃卒。嗟乎! 向以卜谋生,终以卜致死,欺人还自误,可为医巫之戒。

乘　除

病有纯虚纯实,非补即泻,何有乘除? 设遇既虚且实者,补泻间用,当详孰先孰后,从少从多,可缓可急,随其证而调之。

医案吴江沈青来正,少寡,素多郁怒,而有吐血证,岁三四发,吐后即已,无有他证,盖不以为事也。三月间,别无他故,忽有小发热,头疼身痛,不恶寒而微渴。恶寒不渴者,感冒风寒,今不恶寒微渴者,疫也。至第二日,旧证大发,吐血胜常,更加眩晕,手抖、烦躁,种种虚躁,饮食不进,且热渐加重。医者病者,但见吐血,以为旧证复发,不知其为疫也,故以发热认为阴虚,头疼身痛,认为血虚,不察未吐血前一

日，已有前证，非吐血后所加之证也。诸
医议补，问予可否，余曰：失血补虚，权宜
则可，盖吐血者内有结血，正血不归经，所
以吐也。结血牢固，岂能吐乎，能去其结，
于中无阻，血自归经，方冀不发。若吐后
专补内则血满，既满不归，血从上溢也。
设用寒凉尤误。投补剂者，只顾目前之
虚，用参暂效，不能拔去病根，日后又发
也。况又兼疫，今非昔比，今因疫而发，血
脱为虚，邪在为实，是虚中有实，若投补
剂，始则以实填虚，沾其补益，既而以实填
实，灾害并至。于是暂用人参二钱，以茯
苓、归、芍佐之，两剂后，虚证咸退，热减六
七，医者病者皆谓用参得效，均欲速进，余
禁之不止，乃恣意续进，便觉心胸烦闷，腹
中不和，若有积气，求哕不得，此气不时上
升，便欲作呕，心下难过，遍体不舒，终夜
不寐，喜按摩捶击，此皆外加有余之变证
也。所以然者，止有三分之疫，只应三分
之热，适有七分之虚，经络枯涩，阳气内

陷，故有十分之热。分而言之，其间是三分实热，七分虚热也。向则本气空虚，不与邪搏，故无有余之证。但虚不任邪，惟懊侬、郁冒、眩晕而已，今投补剂，是以虚证减去，热减六七，所余三分之热者，实热也，乃是病邪所致，断非人参可除者。今再服之，反助疫邪，邪正相搏，故加有余之变证，因少与承气微利之而愈。按此病设不用利药，宜静养数日亦愈。以其人大便一二日一解，则知胃气通行，邪气在内，日从胃气下趋，故自愈。间有大便自调而不愈者，内有湾粪，隐曲不得下，下得宿粪极臭者，病始愈。设邪未去，恣意投参，病乃益固，日久不除，医见形体渐瘦，便指为怯证，愈补愈危，死者多矣。要之，真怯证世间从来罕有，令患怯证者，皆是人参造成。近代参价若金，服者不便，是以此证不生于贫家，多生于富室也。

卷　下

具区吴有性又可甫著

嘉善张以增容斿评点

杂　气　论

日月星辰,天之有象可睹;水火土石,地之有形可求;昆虫草木,动植之物可见;寒热温凉,四时之气往来可觉。至于山岚瘴①气,岭南毒雾,咸得地之浊气,犹或可察。而惟天地之杂气,种种不一,亦犹天之有日月星辰,地之有水火土石,气交之中有昆虫草木之不一也。草木有野葛、巴豆,星辰有罗、计、荧惑②,昆虫有毒蛇猛兽,土石有雄、硫、硇、信,万物各有善恶不等,是知杂气之毒亦有优劣也。然气无所

① 瘴:原作"障"音同形近之误,据刘本改。

② 罗、计、荧惑:古之星辰之谓。罗,即罗喉星;计,即计都星;荧惑即火星。

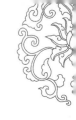

可求，无象可见，况无声复无臭，何能得睹得闻，人恶得而知气？又恶得而知其气之不一也？是气也，其来无时，其着无方，众人有触之者，各随其气而为诸病焉。其为病也：或时众人发颐；或时众人头面浮肿，俗名为大头温是也；或时众人咽痛，或时音哑，俗名为虾膜温是也；或时众人疟痢；或为痹气，或为痘疮，或为斑疹，或为疮疥疔肿，或时众人目赤肿痛；或时众人呕血暴下，俗名为瓜瓤温、探头温是也；或时众人瘿疬，俗名为疙瘩温是也。为病种种，难以枚举。大约病偏于一方，延门阖户，众人相同者，皆时行之气，即杂气为病也。为病种种是知气之不一也。盖当时，适有某气专入某脏腑、某经络，专发为某病，故众人之病相同，是知气之不一，非关脏腑经络或为之证也。夫病不可以年岁四时为拘，盖非五运六气所即定者，是知气之所至无时也。或发于城市，或发于村落，他处安然无有，是治气之所着无方也。疫气者亦杂气中之一，但有甚于他气，故为病颇重，因名之疠气。虽有多寡不同，然无岁不有。至于瓜瓤温、疙瘩温，缓者朝发夕死，急者顷刻而亡，此在诸疫之最重者。幸而几百年来罕有之证，不可以常疫并论也。至于发颐、咽痛、目赤、斑疹之类，其时村落中偶有一二人，所患者虽不与众人等，然考其证，甚合某年某处众人所患之病纤悉相同，治法无异。此即当年之杂气，但目今所钟不厚，所患者稀少耳。此又不可以众人无有，断为非杂气也。况杂气为病最多，然举世皆误认为六气。假如误认为风者，如大麻风、鹤膝风、痛风、历节风、老人中风、肠风、疠风、痫风之类，概用风药，未尝一效，实非风也，皆杂气为病耳。至又误认为火者，如疔疮、发背、痈疽、肿毒、气毒、流注、流火丹毒。与夫发斑、痘疹之类，以为痛痒疮疡皆属心火，投芩、连、栀、柏未尝一效，实非火也，亦杂气之所为耳。至于误认为暑者，如霍乱、吐泻、疟、痢、暴注、腹痛、绞肠痧之类，皆误认为暑，因作暑证治之，未尝一效，与暑何与焉！至于一切杂证，无因而生者，并皆杂气所成。从古未闻者何耶？盖因诸气来而不知，感而不觉，惟向风寒暑湿所见之气求之，是舍无声无臭、不睹不闻之气推察。既错认病原，未免误投他药。《大易》①所谓：或系之牛，行人之得，邑人之灾也。刘河间作《原病式》，盖祖五运六气，百病皆原于风、寒、暑、湿、燥、火，是无出此六气为病。实不知杂气为病更多于六气为病者百倍，不知六气有限，现在可测，杂气无穷，茫然不可测也。专务六气，不言杂气，焉能包括天下之病欤！

论 气 盛 衰

其年疫气盛行，所患皆重，最能传染，即童辈皆知言其为疫。至于微疫，反觉无

---

①《大易》：即《周易》。下文引自《周易·无妄第二十五》。

有，盖毒气所钟有厚薄也。

其年疫气衰少，同里所患者不过几人，且不能传染，时师皆以伤寒为名，不知者固不言疫，知者亦不便言疫。然则何以知其为疫？盖脉证与盛行之年所患之证纤悉相同，至于用药取效，毫无差别。是以知温疫四时皆有，长年不断，但有多寡轻重耳。

疫气不行之年，微疫转有，众人皆以感冒为名，实不知为疫也。设用发散之剂，虽不合病，然亦无大害，疫自愈，实非药也，即不药亦自愈。至有稍重者，误投发散，其害尚浅，若误用补剂及寒凉，反成痼疾，不可不辨。

论气所伤不同

所谓杂气者，虽曰天地之气也，实由方土之气。盖其气从地而起，有是气则有是病。譬如所言天地生万物，然亦由方土之产也。但植物借雨露而滋生，动物借饮食而颐养。盖先有是气，然后有是物。推而广之，有无限之气，因有无限之物也。但二五^①之精，未免生克制化，是以万物各有宜忌，宜者益而忌者损，损者制也。故万物各有所制，如猫制鼠，如鼠制象之类。既知以物制物，即知以气制物矣。以气制物者，蟹得雾则死，枣得雾则枯之类，此有形之气，动植之物皆为所制也。至于无形之气，偏中于动物者，如牛温、羊温、鸡温、鸭温，岂但人疫而已哉？然牛病而羊不病，鸡病而鸭不病，人病而禽兽不病，究其所伤不同，因其气各异也。知其气各异，故谓之杂气。夫物者气之化也，气者物之变也，气即是物，物即是气，知气可以知物，则知物之可以制气矣。夫物之可以制气者，药物也。如蜒蚰解蜈蚣之毒，猫肉治鼠瘘之溃。此受物气之为病，是以物之气制物之气，犹或可测。至于受无形杂气为病，莫知何物之能制矣。唯其不知何

---

① 二五："二"指"阴阳"，"五"指"五行"。

物之能制，故勉用汗、吐、下三法以决之。嗟乎！即三法且不能尽善，况乃知物乎？能知以物制气，一病只有一药之到病已，不烦君臣佐使品味加减之劳矣。

蛔 厥

疫邪传里，胃热如沸，蛔动不安，下既不通，必反于上，蛔因呕出，此常事也，但治其胃，蛔厥自愈。每见医家，妄引经论，以为脏寒，蛔上入膈，其人当吐蛔，又云"胃中冷必吐蛔"之句。便用乌梅丸或理中安蛔汤，方中乃细辛、附子、干姜、桂枝、川椒，皆辛热之品，投之如火上添油。殊不知疫证表里上下皆热，始终从无寒证者，不思现前事理，徒记纸上文辞，以为依经傍注，坦然用之无疑，因此误人甚众。

呃 逆

胃气逆则为呃逆，吴中称为冷呃。以冷为名，遂指为胃寒。不知寒热皆令呃

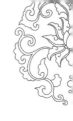

递，且不以本证相参，专执俗语为寒，遂投丁、茱、姜、桂，误人不少，此与执辞害义者尤为不典。

治法各从其本证而消息之。如见白虎证则投白虎，见承气证则投承气，膈间痰闭则宜导痰，如果胃寒，丁香柿蒂散宜之，然不若四逆汤功效殊捷。要之，但治本证呃自止，其他可以类推矣。

似表非表，似里非里

时疫初起，邪气盘踞于中，表里阻隔，里气滞而为闷，表气滞而为头疼身痛。因见头疼身痛，往往误认为伤寒表证，因用麻黄、桂枝、香苏、葛根、败毒、九味羌活之类。此皆发散之剂，强求其汗，妄耗津液，精气先虚，邪气不损，依然发热。更有邪气传里，表气不能通于内，必壅于外，每至午后潮热，热甚则头胀痛，热退即已，此岂表实者邪？以上似表，误为表证，妄投升散之剂，经气愈实，火气上升，头疼转甚，须下之，里气一通，经气降而头疼立止。若果感冒头疼，无时不痛，为可辨也。且有别证相参，不可一途而取。若汗、若下后，脉静身凉，浑身肢节反加痛甚，一如被杖，一如坠伤，少动则痛若号呼，此经气虚营卫行涩也。三四日内，经气渐回，其痛渐止，虽不药必自愈，设妄引经论，以为风湿相搏，一身尽痛，不可转侧，遂投疏风胜湿之剂，身痛反剧，似此误人甚众。

伤寒传胃，即便潮热谵语，下之无辞。今时疫初起，便作潮热，热甚亦能谵语，误认为里证，妄用承气，是为诛伐无辜。不知伏邪附近于胃，邪未入腑，亦能潮热，午后热甚，亦能谵语，不待胃实而后能也。假令常疟热甚，亦作谵语。瘅疟不恶寒，但作潮热，此岂胃实者邪？以上似里，误投承气，里气先虚，及邪陷胃，转见胸腹胀满，烦渴益甚，病家见势危笃，以致更医，医见下药病甚，乃指大黄为砒毒，或投泻心，或投柴胡、枳、桔，留邪在胃，变证日

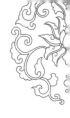

增，神脱气尽而死。向则不应下而反下之，今则应下而反失下，盖因表里不明，用药前后失序之误。

论　食

时疫有首尾能食者，此邪不传胃，切不可绝其饮食，但不宜过食耳。有愈后数日微渴，微热，不思食者，此微邪在胃，正气衰弱，强与之，即为食复。有下后一日，便思食，食之有味，当与之，先与米饮一小杯，加至茶瓯，渐进稀粥，不可尽意，饥则再与。如忽加吞酸，反觉无味，乃胃气伤也，当停谷一日，胃气复，复思食也，仍如渐进法。有愈后十数日，脉静身凉，表里俱和，但不思食者，此中气不苏，当与粥饮迎之，得谷后即思食觉饥。久而不思食者，一法以人参一钱，煎汤与之，少唤胃气，忽觉思食，余勿服。

论　饮

烦渴思饮,酌量与之。若引饮过多,自觉水停心下,名停饮,宜四苓散最妙。如大渴思饮冰水及冷饮,无论四时皆可量与。盖内热之极,得冷饮相救甚宜,能饮一升,止与半升,宁使少顷再饮。至于梨汁、藕汁、蔗浆、西瓜皆可备不时之需。如不欲饮冷,当易百滚汤与之,乃至不思饮,则知胃和矣。

四苓汤

茯苓二钱　　泽泻一钱五分　　猪苓一钱五分
陈皮一钱

取长流水煎服。古方有五苓散,用桂枝者,以太阳中风,表证未罢,并入膀胱,用四苓以利小便,加桂枝以解表邪,为双解散,即如少阳并于胃,以大柴胡通表里而治之。今人但见小便不利,便用桂枝,何异聋者之听官商?胃本无病,故用白术以健中,今不用白术者,疫邪传胃而渴,白术性壅，恐以实填实也。加陈皮者，和中利气也。

损　复

邪之伤人也，始而伤气，继而伤血，继而伤肉，继而伤筋，继而伤骨。邪毒既退，始而复气，继而复血，继而复肉，继而复筋，继而复骨。以柔脆者易损，亦易复也。

天倾西北，地陷东南，故男先伤右，女先伤左。及其复也，男先复左，女先复右。以素亏者易损，以素实者易复也。

严正甫正，年三十，时疫后，脉证俱平，饮食渐进，忽然肢体浮肿，别无所苦，此即气复也。盖大病后，血未盛，气暴复，血乃气之依归，气无所依，故为浮肿。嗣后饮食渐加，浮肿渐消，若误投行气利水药则谬矣。

张德甫，年二十，患噤日痢，昼夜无度，肢体仅有皮骨，痢虽减，毫不进谷，以人参一钱煎汤，入口不一时，身忽浮肿，如吹气球，自后饮食渐进，浮肿渐消，肿间已有肌肉矣。

若大病后，三焦受伤，不能通调水道，下输膀胱，肢体浮肿，此水气也，与气复悬绝，宜《金匮》肾气丸及肾气煎，若误用行气利水药必剧。凡水气，足冷，肢体常重；气复，足不冷、肢体常轻为异。

余桂玉正，年四十，时疫后四肢脱力，竟若瘫痪，数日后右手始能动，又三日左手方动。又俞桂冈子室所患皆然。

标　本

诸窍乃人身之户牖也。邪自窍而入，未有不由窍而出。经曰：未入于腑者，可汗而已，已人于腑者，可下而已。麻征君复增汗、吐、下三法，总是导引其邪打从门户而出，可为治法之大纲，舍此皆治标云尔。今时疫首尾一于为热，独不言清热者，是知因邪而发热，但能治其邪，不治其热，而热自已。夫邪之与热，犹形影相依，

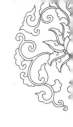

形亡而影未有独存者。若以黄连解毒汤、黄连泻心汤，纯乎类聚寒凉，专务清热，既无汗、吐、下之能，焉能使邪从窍而出，是忘其本徒治其标，何异于小儿捕影？

行邪伏邪之别

凡邪所客，有行邪有伏邪，故治法有难有易，取效有迟有速。假令行邪者，如正伤寒始自太阳，或传阳阴，或传少阳，或自三阳入胃，如行人经由某地，本无根蒂，因其漂浮之势，病形虽重，若果在经，一汗而解，若果传胃，一下而愈，药到便能获效。先伏而后行者，所谓温疫之邪，伏于膜原，如鸟栖巢，如兽藏穴，营卫所不关，药石所不及。至其发也，邪毒渐张，内侵于腑，外淫于经，营卫受伤，诸证渐显，然后可得而治之。方其浸淫之际，邪毒尚在膜原，此时但可疏利，使伏邪易出。邪毒既离膜原，乃观其变，或出表，或入里，然后可导邪而去，邪尽方愈。初发之时，毒势渐张，莫之能御，其时不唯不能即瘳其疾，而病证日惟加重，病家见证反增，即欲更医，医家不解，亦自惊疑。竟不知先时感受邪甚则病甚，邪微则病微。病之轻重，非关于医，人之生死，全赖药石。故谚有云：伤寒莫治头，劳怯莫治尾。若果止伤寒初受于肌表，不过在经之浮邪，一汗即解，何难治之有？不知盖指温疫而言也。所以疫邪方张之际，势不可遏，但使邪毒速离膜原便是，治法全在后段工夫。识得表里虚实，更详轻重缓急，投剂不致差谬，如是可以万举万全，即使感受之最重者，按法治之，必无殒命之理。若夫久病枯极，酒色耗竭，耆耄风烛，此等已是天真几绝，更加温疫，自是难支，又不可同日而语矣。

应 下 诸 证

舌白苔渐变黄苔

邪在膜原，舌上白苔；邪在胃家，舌上

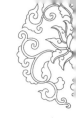

黄苔。苔老变为沉香色也。白苔未可下，黄苔宜下。

舌黑苔

邪毒在胃，熏腾于上，而生黑苔。有黄苔老而变焦色者，有津液润泽作软黑苔者，有舌干燥作硬黑苔者，下后二三日，黑皮自脱。又有一种舌俱黑而无苔，此经气，非下证也，妊娠多见此，阴证亦有此，并非下证。下后里证去，舌尚黑者，苔皮未脱也，不可再下，务在有下证方可下。舌上无苔，况无下证，误下舌反见离离黑色者危，急当补之。

舌芒刺

热伤津液，此疫毒之最重者，急当下。老人微疫无下证，舌上干燥易生苔刺，用生脉散，生津润燥，芒刺自去。

舌裂

日久失下，血液枯极，多有此证。又热傍流，日久不治，在下则津液消亡，在上则邪火毒炽，亦有此证，急下之，裂自满。

舌短、舌硬、舌卷

皆邪气胜，真气亏，急下之，邪毒去，真气回，舌自舒。

白砂苔

舌上白苔，干硬如砂皮，一名水晶苔，乃自白苔之时，津液干燥，邪虽入胃，不能变黄，宜急下之。

白苔润泽者，邪在膜原也，邪微苔也微，邪气盛，苔如积粉，满布其舌，犹未可下，久而苔色不变，别有下证，服三消饮，次早舌即变黄。

唇燥裂、唇焦色、唇口皮起、口臭、鼻孔如烟煤

胃家热，多有此证，固当下。唇口皮起，仍用别证互较。鼻孔煤黑，疫毒在胃，下之无辞。

口燥渴

更有下证者，宜下之，下后邪去胃和渴自减。若服花粉、门冬、知母，冀其生津止渴殊谬。若大汗脉长洪而渴，未可下，

宜白虎汤，汗更出，身凉渴止。

目赤、咽干、气喷如火、小便赤黑涓滴作痛、小便极臭、扬手踯足、脉沉而数

皆为内热之极，下之无辞。

潮热

邪在胃有此证，宜下。然又有不可下者，详载似里非里条下，热入血室条下，神虚谵语三条之下。

善太息

胃家实，呼吸不利，胸膈痞闷，每欲引气下行故然。

心下满、心下高起如块、心下痛、腹胀满、腹痛按之愈痛、心下胀痛

以上皆胃家邪实，内结气闭，宜下之，气通则已。

头胀痛

胃家实，气不下降，下之头痛立止。若初起头痛，别无下证，未可下。

小便闭

大便不通，气结不舒，大便行，小便立

解。误服行气利水药无益。

大便闭，转屎气极臭

更有下证，下之无辞，有血液枯竭者，无表里证，为虚燥，宜蜜煎导及胆导。

大肠胶闭

其人平日大便不实，设遇疫邪传里，但蒸作极臭，状如粘胶，至死不结，但愈蒸愈粘，愈粘愈闭，以致胃气不能下行，疫毒无路而出，不下即死，但得粘胶一去，下证自除而愈。

协热下利、热结旁流

并宜下。详见大便条下。

四逆、脉厥、体厥

并属气闭，阳气郁内，不能四布于外，胃家实也，宜下之，下后反见此证者，为虚脱，宜补。

发狂

胃家实，阳气盛也，宜下之。有虚烦似狂，有因欲汗作狂，并详见本条，忌下。

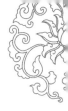

应补诸证

向谓伤寒无补法者，盖伤寒时疫，均是客邪，然伤于寒者，不过风寒，乃天地之正气，尚嫌其填实而不可补。今感疫气者，乃天地之毒气，补之则壅裹其毒，邪火愈炽。是以误补之，为害尤甚于伤寒，此言其常也。乃言其变，则又有应补者，或日久失下，形神几脱，或久病先亏，或先受大劳，或老人枯竭，皆当补泻兼施。设独行而增虚证者，宜急峻补，虚证散在诸篇此不再赘补之虚证稍退，切忌再补详见前虚后实，补后虚证不退，及加变证者危。下后虚证不见，乃臆度其虚，辄用补剂，法所大忌。凡用补剂，本日不见佳处，即非应补。盖人参为益元气之极品，开胃气之神丹，下咽之后，其效立见。若用参之后，元气不回，胃气不转者，勿谓人参之功不捷，盖因投之不当耳，急宜另作主张，若恣意投之，必加变证，如加而更投之者死。

论阴证世间罕有

伤寒阴阳二证，方书皆以对待言之。凡论阳证，即继之阴证，读者以为阴阳二证世间均有之病，所以临诊之际，先将阴阳二证在于胸次，往来踌躇，最易牵人误揣。甚有不辨脉证，但窥其人多蓄少艾①，或适在妓家，或房事后得病，或病适至行房，医问及此，便疑为阴证。殊不知病之将至，虽僧尼寡妇，室女童男，旷夫阉宦，病势不可遏，与房欲何与焉？即便多蓄少艾，频宿娼妓，房事后适病，病适至行房，此际偶值病邪发行膜原，气壅火郁，未免发热，到底终是阳证，与阴证何与焉？况又不知阴证实乃世间非常有之证，而阳证似阴者何日无之？究其所以然者，盖不论伤寒温疫传人胃家，阳气内郁，不能外布，即便四逆，所谓阳厥是也。又曰：厥微

① 少艾：少，少年；艾，姣好。少艾，指美貌之年少女子。

热亦微,厥深热亦深。其厥深者,甚至冷过肘膝,脉沉而微,剧则通身冰冷,脉微欲绝。虽有轻重之分,总之为阳厥。因其触目皆是,苟不得其要领,于是误认者良多。况且温疫每类伤寒,又不得要领,最易混淆。夫温疫,热病也,从无感寒,阴自何来?一也;治温疫数百人,才遇二三正伤寒,二也;及治正伤寒数百人,才遇二三真阴证,三也。前后统论,苟非历治多人,焉能一见?阴证岂世间常有之病耶?观今伤寒科盛行之医,历数年间,或者得遇一真阴证者有之,又何必才见伤寒,便疑阴证,况多温疫,又非伤寒者乎!

论阳证似阴

凡阳厥,手足厥冷,或冷过肘膝,甚至手足指甲皆青黑①,剧则遍身冰冷如石,血凝青紫成片,或六脉无力,或脉微欲绝,以上脉证,悉见纯阴,犹以为阳证何也?

---

① 黑:许本作"紫"。

及审内证，气喷如火、龈烂口臭、烦渴谵语、口燥舌干、舌苔黄黑或生芒刺、心腹痞满、小腹疼痛、小便赤色、涓滴作痛，非大便燥结即大肠胶闭，非协热下利即热结旁流，以上内三焦悉见阳证，所以为阳厥也。粗工不察，内多下证，但见表证，脉体纯阴，误投温剂，祸不旋踵。

凡阳证似阴者，温疫与正伤寒通有之；其有阴证似阳者，此系正伤寒家事，在温疫无有此证，故不附载详见《伤寒实录》。

温疫阳证似阴者，始必由膜原，以渐传里，先几日发热，以后四逆；伤寒阳证似阴者，始必由阳经发热，脉浮而数，邪气自外渐次传里，里气壅闭，脉体方沉，乃至四肢厥逆，盖非一日矣。其真阴者，始则恶寒而不发热，其脉沉细，当即四逆，急投附子回阳，二三日失治即死。

捷要辨法：凡阳证似阴，外寒而内必热，故小便血赤；凡阴证似阳者，格阳之证也，上热下寒，故小便清白。但以小便赤白为据，以此推之，万不失一。

舍病治药

尝遇微疫，医者误进白虎汤数剂，续得四肢厥逆，脉势转剧，更医谬指为阴证，投附子汤病愈。此非治病，实治药也，虽误认病原，药则偶中。医者之庸，病者之福也。盖病本不药自愈之证，因连进白虎寒凉儳悍，抑遏胃气，以致四肢厥逆，疫邪潜伏，故病增剧。今投温剂，胃气通行，微邪流散故愈。若果直中，无阳阴证，误投白虎，一剂立毙，岂容数剂耶？

舍病治弊

一人感疫，发热烦渴，思饮冰水。医者以为凡病须忌生冷，禁止甚严，病者苦索勿与，遂致两目火逆，咽喉焦噪，不时烟焰上腾，昼夜不寐，目中见鬼无数，病剧苦甚，自谓但得冷饮一滴下咽，虽死无恨。

于是乘隙匍匐窃取井水一盆，置之枕旁，饮一杯，目顿清亮，二杯，鬼物潜消，三杯，咽喉声出，四杯，筋骨舒畅，饮至六杯，不知盏落枕旁，竟尔熟睡，俄而大汗如雨，衣被湿透，脱然而愈。盖因其人瘦而多火，素禀阳藏，始则加之以热，经络枯燥，既而邪气传表，不能作正汗而解，误投升散，则病转剧。今得冷饮，表里和润，所谓除弊便是兴利，自然汗解宜矣。更有因食、因痰、因寒剂而致虚陷疾不愈者，皆当舍病求弊。以此类推，可以应变于无穷矣。

论轻疫误治每成痼疾

凡客邪皆有轻重之分，惟疫邪感受轻者，人所不识，往往误治而成痼疾。假令患利，昼夜无度，水谷不进，人皆知其危利也。其有感之轻者，昼夜虽行四五度，饮食如常，起居如故，人亦知其轻利，未尝误以他病治之者，凭有积滞耳。至如温疫感之重者，身热如火、头疼身痛、胸腹胀满，苔刺谵语、斑黄狂躁,人皆知其危疫也。其有感之浅者,微有头疼身痛,午后稍有潮热,饮食不甚减,但食后或觉胀满,或觉恶心,脉微数,如是之疫,最易误认,即医家素以伤寒温疫为大病,今因证候不显,多有不觉其为疫也。且人感疫之际,来而不觉,既感不知,最无凭据。又因所感之气薄,今发时故现证不甚,虽有头疼身痛,况饮食不绝,力可徒步,又焉得而知其疫也?病人无处追求,每每妄诉病原,医家不善审察,未免随情错认。有如病前适遇小劳,病人不过以此道其根由,医家不辨是非,便引东垣劳倦伤脾,元气下陷,乃执甘温除大热之句,随用补中益气汤,壅补其邪,转壅转热,转热转瘦,转瘦转补,多至危殆。或有妇人患此,适逢产后,医家便认为阴虚发热,血虚发痛,遂投四物汤及地黄丸,泥滞其邪,迁延日久,病邪益固,邀遍女科,无出滋阴养血,屡投不效,复更凉血通瘀,不知原邪仍在,积热自是

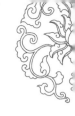

不除，日渐尪羸，终成废瘵。凡人未免七情劳郁，医者不知为疫，乃引丹溪五火相扇之说，或指为心火上炎，或指为肝火冲击，乃惟类聚寒凉，冀其直折，而反凝泣其邪，徒伤胃气，疫邪不去，瘀热何清？延至骨立而毙。或尚有宿病纠缠，适逢微疫，未免身痛发热，医家病家同认为原病加重，仍用前药加减，有妨于疫，病益加重，至死不觉者，如是种种，难以尽述。聊举一二，推而广之，可以应变于无穷矣。

肢 体 浮 肿

时疫潮热而渴、舌黄身痛、心下满闷、腹时痛、脉数，此应下之证也。外有通身及面目浮肿，喘急不已，小便不利，此疫兼水肿，因三焦壅闭，水道不行也，但治在疫，水肿自已，宜小承气汤。向有单腹胀而后疫者，治在疫。若先年曾患水肿，因疫而发者，治在疫，水肿自愈。病人通身浮肿，下体益甚，脐凸阴囊及阴茎肿大色

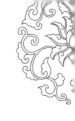

白，小便不利，此水肿也，继又身大热，午后益甚，烦渴，心下满闷，喘急，大便不调，此又加疫也。因下之，下后胀不除，反加腹满，宜承气加甘遂二分，弱人量减。盖先肿胀，续得时疫，此水肿兼疫，大水在表，微疫在里也，故并治之。时疫愈后数日，先自足浮肿，小便不利，肿渐至心腹而喘，此水气也，宜治在水。时疫愈后数日，先自足浮肿，小便如常，虽至通身浮肿而不喘，别无所苦，此气复也，盖血乃气之依归，夫气先血而生，无所归依，故暂浮肿，但静养节饮食，不药自愈。时疫身体羸弱，言不足以听，气不足以息，得下证少与承气，下证稍减，更与之，眩晕欲死，盖不胜其攻也。绝谷期月，稍补则心腹满闷，攻不可，补不可，守之则元气不鼓，余邪沉匿膜原，日惟水饮而已，以后心腹忽加肿满烦冤者，向来沉匿之邪，方悉分传于表里也，宜承气养荣汤，一服病已。设表肿未除，宜微汗之自愈。时疫得里证失下，以致面目浮肿及肢体微肿，小便自利，此表里气滞，非兼水肿也，宜承气下之。里气一疏，表气亦顺，浮肿顿除。或见绝谷期月，指为脾虚发肿，误补必剧，妊娠更多此证，治法同前，则子母俱安，但当少与，慎无过剂共七法。

服寒剂反热

阳气通行，温养百骸；阳气壅闭，郁而为热。且夫人身之火，无处不有，无时不在，但喜通达耳。不论脏腑经络、表里上下、血分气分一有所阻，即便发热。是知百病发热，皆由于壅郁。然火郁而又根于气，气常灵而火不灵，火不能自运，赖气为之运，所以气升火亦升，气降火亦降，气行火亦行。气若阻滞，而火屈曲，惟是屈曲热斯发矣，是气为火之舟楫也。今疫邪透出于膜原，气为之阻，时欲到胃，是求伸而未能遽达也。今投寒剂，抑遏胃气，气益不伸，火更屈曲，所以反热也。往往服芩、

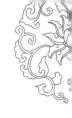

连、知、柏之类，病人自觉反热，其间偶有灵变者，但言我非黄连证，亦不知其何故也。切谓医家终以寒凉清热，热不能清，竟置弗疑，服之反热，全然不悟，虽至白首，终不究心，悲夫！

知　一

邪之着人，如饮酒然。凡人醉酒，脉必洪而数，气高身热，面目俱赤，乃其常也。及言其变，各有不同：有醉后妄言妄动，醒后全然不知者；有虽沉醉而神思终不乱者；醉后应面赤而反刮白者；应萎弱而反刚强者；应壮热而反恶寒而战栗者；有易醉而易醒者；有难醉而难醒者；有发呵欠及嚏喷者；有头晕眼花及头痛者。因其气血虚实之不同，脏腑禀赋之各异，更兼过饮少饮之别，考其情状，各自不同，至于醉酒一也，及醒，一时诸态如失。

凡人受邪，始则昼夜发热，日晡益甚，头疼身痛，舌上白苔，渐加烦渴，乃众人之常也。及言其变，各自不同者：或呕，或吐；或咽喉干燥；或痰涎涌甚；或纯纯发热；或发热而兼凛凛；或先凛凛而后发热；或先恶寒而后发热；或先一日恶寒而后发热，以后即纯纯发热；或先恶寒而后发热，以后渐渐寒少而热多，以至纯热者；或昼夜发热者；或但潮热，余时热稍缓者。有从外解者，或战汗，或狂汗、自汗、盗汗，或发斑；有潜消者；有从内传者，或胸膈痞闷，或心腹胀满，或心痛腹痛，或胸胁痛，或大便不通，或前后癃①闭，或协热下利，或热结旁流。有黄苔黑苔者，有口燥舌裂者，有舌生芒刺、舌色紫赤者，有鼻孔如烟煤之黑者，有发黄及蓄血、吐血、衄血、大小便血、汗血、嗽血、齿衄血，有发颐、疙瘩疮者，有首尾能食者，有绝谷一两月者，有无故最善反复者，有愈后渐加饮食如旧者，有愈后饮食胜常二三倍者，有愈后退爪脱发者。至论恶证，口噤不能张，昏迷

---

① 癃：原作"隆"，据刘本及医理改。

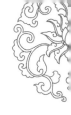

不识人，足屈不能伸，唇口不住牵动，手足不住振战，直视，上视，圆睁，目瞑，口张，声哑，舌强，遗尿，遗粪，项强发痉，手足俱痉，筋惕肉瞤，循衣摸床，撮空理线等证，种种不同，因其气血虚实之不同，脏腑禀赋之有异，更兼感重感轻之别，考其证候，各自不同，至论受邪则一也。及邪尽，一任诸证如失。所谓知其一，万事毕，知其要者，一言而终，不知其要者，流散无穷，此之谓也。

以上止举一气，因人而变。至有岁气稍有不同者。有其年，众人皆从自汗而解者，更有其年，众人皆从战汗而解者，此又因气而变，余证大同小异，皆疫气也。至又杂气为病，一气自成一病，每病各又因人而变。统而言之，其变不可胜言矣，医者能通其变，方为尽善。

四损不可正治

凡人大劳、大欲，及大病、久病后，气

血两虚,阴阳并竭,名为四损。当此之际,忽又加疫,邪气虽轻,并为难治,以正气先亏,邪气自陷,故谚有云:伤寒偏死下虚人,正谓此也。

盖正气不胜者,气不足以息,言不足以听,或欲言而不能,感邪虽重,反无胀满痞塞之证,误用承气,不剧即死。以正气愈损,邪气愈伏也。

若真血不足者,面色萎黄,唇口刮白,或因吐血崩漏,或因产后失血过多,或因肠风脏毒所致,感邪虽重,面目反无阳色,误用承气速死,以营血愈消、邪气益加沉匿也。

若真阳不足者,或四肢厥逆;或下利清谷,肌体恶寒,恒多泄泻,至夜益甚;或口鼻冷气。感邪虽重,反无发热、燥渴、苔刺等证。误用承气,阳气愈消,阴凝不化,邪气留而不行,轻则渐加委顿,重则下咽立毙。若真阴不足者,自然五液干枯,肌肤甲错,感邪虽重,应汗无汗,应厥不厥。

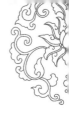

误用承气，病益加重，以津液枯涸，邪气涩滞，无能输泄也。凡遇此等，不可以常法正治，当从其损而调之，调之不愈者，稍以常法治之，治之不及者，损之至也。是故一损二损，轻者或可挽回，重者治之无益，乃至三损四损，虽卢、扁亦无所施矣！更以老少参之：少年遇损，或可调治；老年遇损，多见治之不及者，以枯魄独存，化源已绝，不复滋生也。

劳复、食复、自复

疫邪已退，脉证俱平，但元气未复，或因梳洗沐浴，或因多言妄动，遂至发热，前证复起，惟脉不沉实为辨，此为劳复。盖气为火之舟楫，今则真气方长，劳而复折，真气既亏，火亦不前。如人欲济，舟楫已坏，其可渡乎？是火也，某经气陷，则火随陷于某经，陷于经络则为表热，陷于脏腑则为里热，虚甚热甚，虚微热微。治法：轻则静养可复，重则大补气血，候真气一回，血脉融和，表里通畅，所陷之火，随气输泄，自然热退，而前证自除矣。若误用承气及寒凉剥削之剂，变证蜂起，卒至殒命，宜服安神养血汤。

若因饮食所伤者，或吞酸作噫，或心腹满闷而加热者，此名食复，轻则损谷自愈，重则消导方愈。

若无故自复者，以伏邪未尽，此名自复。当问前得某证，所发亦某证，稍与前药，以彻其余邪，自然获愈。

安神养血汤

茯神　枣仁　当归　远志　桔梗　芍药　地黄　陈皮　甘草

加龙①眼肉水煎服。

感冒兼疫

疫邪伏而未发，因感冒风寒，触动疫邪，相继而发也。既有感冒之因由，复有

---

① 龙：原作“圆”，据刘本改。

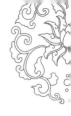

风寒之脉证，先投发散，一汗而解，一二日续得头疼身痛，潮热烦渴，不恶寒，此风寒去，疫邪发也，以疫法治之。

疟疫兼证

疟疾二三发或七八发后，忽然昼夜发热，烦渴不恶寒，舌生苔刺，心腹痞满，饮食不进，下证渐具，此温疫著，疟疾隐也，以疫法治之。

温疫昼夜纯热、心腹痞满、饮食不进、下后脉静身凉，或间日，或每日时恶寒而后发热如期者，此温疫解，疟邪未尽也，以疟法治之。

温　疟

凡疟者寒热如期而发，余时脉静身凉，此常疟也，以疟法治之。设传胃者，必现里证，名为温疟，以疫法治者生，以疟法治者死。里证者下证也，下后里证除，寒热独存者，是温疫减，疟证在也。疟邪未去者宜疏，邪去而疟势在者宜截，势在而挟虚者宜补，疏以清脾饮，截以不二饮，补以四君子，方见疟门，仍恐杂乱，此不附载。

疫痢兼证

　　下痢脓血，更加发热而渴，心腹痞满，呕而不食，此疫痢兼证，最为危急。夫疫者胃家事也，盖疫邪传胃下常八九，既传入胃，必从下解，疫邪不能自出，必借大肠之气传送而下，而疫方愈。夫痢者，大肠内事也，大肠既病，失其传送之职，故正粪不行，纯乎下痢脓血而已，所以向来谷食停积在胃，直须大肠邪气将退，胃气通行，正粪自此而下。今大肠失职，正粪尚自不行，又何能与胃载毒而出？毒既不前，羁留在胃，最能败坏真气，在胃一日，有一日之害，一时有一时之害，耗气搏血，神脱气尽而死。凡遇疫痢兼证者，在痢尤为吃紧，疫痢俱急者，宜槟芍顺气汤，诚为一举

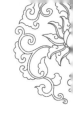

两得。

槟芍顺气汤 专治下痢频数,里急后重,兼舌苔黄,得疫之里证者。

槟榔　芍药　枳实　厚朴　大黄

生姜煎服。

妇 人 时 疫

妇人伤寒时疫,与男子无二,唯经水适断适来及崩漏产后,与男子稍有不同。夫经水之来,乃诸经血满,归注于血室,下泄为月水。血室者一名血海,即冲任脉也,为诸经之总任。经水适来,疫邪不入于胃,乘势入于血室,故夜发热谵语。盖卫气昼行于阳,不与阴争,故昼则明了,夜行于阴,与邪相搏,故夜则发热谵语,至夜止发热而不谵语者,亦为热入血室,因有轻重之分,不必拘于谵语也。经曰:无犯胃气及上二焦,必自愈。胸膈并胃无邪,勿以谵语为胃实而妄攻之,但热随血下,故自愈。若有如结胸状者,血因邪结也,当刺期门以通其结，治之以柴胡汤，治之不若刺者功捷。

经水适断，血室空虚，其邪乘虚传入，邪胜正亏，经气不振，不能鼓散其邪，为难治。且不从血泄，邪气何由即解？与适来之义有血虚血实之分，宜柴胡养荣汤。新产后失血过多，冲任空虚，与夫素善崩漏，经气久虚，皆能受邪，与经水适断同法。

妊娠时疫

孕妇时疫，设应用三承气汤，须随证施治，切不可过虑，慎毋惑于参、术安胎之说。病家见用承气，先自惊疑，或更左右嘈杂，必致医家掣肘，为子母大不祥。若应下之证反用补剂，邪火壅郁，热毒愈炽，胎愈不安，转气传血，胞胎何赖？是以古人有悬钟之喻，梁腐而钟未有不落者。惟用承气，逐去其邪，火毒消散，炎熵顿为清凉，气回而胎自固。当此证候，反见大黄为安胎之圣药，历治历当，子母俱安。若

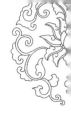

腹痛如锥,腰痛如折,此时未堕欲堕之候,服药亦无及矣!虽投承气但可愈疾而全母。昧者以为胎堕,必反咎于医也。

或诘余曰:孕妇而投承气,设邪未逐,先损其胎,当如之何?余曰:结粪瘀热,胃肠间事也,胎附于脊,胃肠之外,子宫内事也,药先到胃,瘀热才通,胎气便得舒养,是以兴利除害于顷刻之间,何虑之有?但毒药治病衰去七八,余邪自愈,慎勿过剂耳。

凡妊娠时疫,万一有四损者,不可正治,当从其损而调之,产后同法。非其损而误补,必死四损详见前应补诸证条后。

小儿时疫

凡小儿感冒风寒、疟、痢等证,人所易知,一染时疫,人所难窥,所以耽误者良多。何也?盖由幼科专于痘、疹、吐、泻、惊、疳并诸杂证,在伤寒时疫甚略之,一也;古人称幼科为哑科,盖不能尽罄所苦以告师，师又安能悉乎问切之义？所以但知其身热，不知其头疼身痛也；但知不思乳食、心胸膨胀，疑其内伤乳食，安知其疫邪传胃也？但见呕吐、恶心、口渴、下痢，以小儿吐泻为常事，又安知其协热下利也？凡此，何暇致思为时疫，二也。小儿神气娇怯，筋骨柔脆，一染时疫，延挨失治，即便二目上吊、不时惊搐、肢体发痉、十指钩曲，甚则角弓反张，必延幼科，正合渠平日学习见闻之证，是多误认为慢惊风，遂投抱龙丸、安神丸，竭尽惊风之剂，转治转剧。因见不啼不语，又将神门、眉心乱灸，艾火虽微，内攻甚急，两阳相拂，如火加油，红炉添炭，死者不可胜纪，深为痛悯。今凡遇疫毒流行，大人可染，小儿岂独不可染耶？但所受之邪则一，因其气血筋骨柔脆，故所现之证为异耳，务宜求邪以治，故用药与大人仿佛。凡五六岁以上者，药当减半，二三岁往来者，四分之一可也。又肠胃柔脆，少有差误，为祸更速，

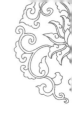

临证尤宜谨慎。

小儿太极丸

天竺黄_{五钱}　胆星_{五钱}　大黄_{三钱}　麝香_{三分}　冰片_{三分}　僵蚕_{三钱}

上为细末，端午日午时修合，糯米饭杵为丸，如芡实大。朱砂为衣，凡遇疫证，姜汤化下，一丸神效。

主 客 交

凡人向有他病尪羸，或久疟，或内伤瘀血，或吐血、便血、咯血，男子遗精、白浊、精气枯涸，女人崩漏、带下、血枯经闭之类，以致肌肉消烁，邪火独存，故脉近于数也。此际稍感疫气，医家病家，见其谷食暴绝，更加胸膈痞闷、身疼发热，彻夜不寐，指为原病加重，误以绝谷为脾虚，以身痛为血虚，以不寐为神虚，遂投参、术、归、地、茯神、枣仁之类，愈进愈危。知者稍以疫法治之，发热减半，不时得睡，谷食稍进，但数脉不去，肢体时疼，胸胁锥痛，过期不愈。医以杂药频试，补之则邪火愈炽，泻之则损脾坏胃，滋之则胶邪愈固，散之则经络益虚，疏之则精气愈耗，守之则日消近死。盖但知其伏邪已溃，表里分传，里证虽除，不知正气衰微，不能脱出表邪，留而不去，因与血脉合而为一，结为痼疾也。肢体时疼者，邪与荣气搏也；脉数身热不去者，邪火并郁也；胁下锥痛者，火邪结于膜膈也；过期不愈者，凡疫邪交卸，近在一七，远在二七，甚至三七，过此不愈者，因非其治，不为坏证即为痼疾也。夫痼疾者，所谓客邪胶固于血脉，主客交浑，最难得解，且愈久益固。治法当乘其大肉未消、真元未败，急用三甲散，多有得生者。更附加减法，随其素而调之。

三甲散

鳖甲　龟甲并用酥炙，黄为末各一钱。如无酥，各以醋炙代之　穿山甲土炒黄为末，五分　蝉蜕洗净炙干，五分　僵蚕白硬者切断生用，五分　牡蛎煅为末，五分，咽燥者斟酌用　䗪虫三个，干者劈碎，鲜者捣

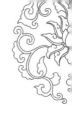

烂和酒少许，取汁入汤药同服，其渣入诸药同煎　　白芍药酒炒，七分　　当归五分　　甘草三分

水二钟煎八分，沥渣温服。若素有老疟或瘅疟者，加牛膝一钱、何首乌一钱；胃弱欲作泻者，宜九蒸九晒；若素有郁痰者，加贝母一钱；有老痰者，加瓜蒌霜五分，善呕者勿用；若咽干作痒者，加花粉、知母各五分；若素燥嗽者，加杏仁捣烂一钱五分；若素有内伤瘀血者，倍䗪虫，如无䗪虫，以干漆炒烟尽为度，研末五分，及桃仁捣烂一钱代之。服后病减半勿服，当尽调理法。

调 理 法

凡人胃气强盛，可饥可饱，若久病之后，胃气薄弱，最难调理。盖胃体如灶，胃气如火，谷食如薪，合水谷之精微，升散为血脉者如焰，其糟粕下转为粪者如烬，是以灶大则薪多火盛，薪断而余焰犹存，虽薪从续而火亦燃若些小铛锅，正宜薪数茎,稍多则壅灭,稍断则火绝。死灰而求复燃,不亦难乎? 若夫大病之后,盖客邪新去,胃口方开,几微之气,所以多与、早与、迟与,皆不可也。宜先与粥饮,次糊饮,次糜粥,次软饭,尤当循序渐进,毋先后其时。当设炉火,昼夜勿令断绝,以备不时之用,思谷即与,稍缓则胃饥如刿,再缓则胃气伤,反不思食矣。既不思食,若照前与之,虽食而弗化,弗化则伤之又伤。不为食复者,当如初进法,若更多与及黏硬之物,胃气壅甚,必胀满难支。若气绝谷存,乃至反复颠倒,形神俱脱而死矣。

统论疫有九传治法

夫疫之传有九,然亦不出乎表里之间而已矣。所谓九传者,病人各得其一,非谓一病而有九传也。盖温疫之来,邪自口鼻而人,感于膜原,伏而未发者不知不觉。已发之后,渐加发热,脉洪而数,此众人相同,宜达原饮疏之。继而邪气一离膜原,察其传变，众人不同者，以其表里各异耳。有但表而不里者，有但里而不表者，有表而再表者，有里而再里者，有表里分传者，有表里分传而再分传者，有表胜于里者，有里胜于表者，有先表而后里者，有先里而后表者，凡此九传，其去病一也。医者不知九传之法，不知邪之所在，如盲者之不任杖，聋者之听官商，无音可求，无路可适，未免当汗不汗，当下不下，或颠倒误用，或寻枝摘叶，但治其证，不治其邪，同归于误一也。

所言但表而不里者，其证头疼身痛发热，而复凛凛，内无胸满、腹胀等证，谷食不绝，不烦不渴，此邪气外传，由肌表而出，或自斑消，或从汗解。斑者有斑疹、桃花斑、紫云斑，汗者有自汗、盗汗、狂汗、战汗之异。此病气之使然，不必较论，但求得斑得汗为愈疾耳。凡自外传者为顺，勿药亦能自愈，间有汗出不彻，而热不退者，宜白虎汤；斑出不透，而热不退者，宜举斑汤;有斑汗并行而愈者,若斑出不透,汗出不彻而热不除者,宜白虎合举斑汤。

间有表而再表者,所发未尽,膜原尚有隐伏之邪,或二三日后,四五日后,依前发热,脉洪而数,及其解也,斑者仍斑,汗者仍汗而愈。未愈者,仍如前法治之,然亦稀有。至于三表者,更稀有也。

若但里而不表者,外无头疼身痛,而后亦无三斑四汗,惟胸膈痞闷,欲吐不吐,虽得少吐而不快,此邪传里之上者,宜瓜蒂散吐之,邪从其减,邪尽病已。邪传里之中下者,心腹胀满,不呕不吐,或燥结便闭,或热结旁流,或协热下利,或大肠胶闭,并宜承气辈导去其邪,邪减病减,邪尽病已。上中下皆病者,不可吐,吐之为逆,但宜承气导之,则在上之邪,顺流而下,呕吐立止,胀满渐除。

有里而再里者,愈后二三日后或四五日后,依前之证复发,在上者仍吐之,在下者仍下之,再里者常事,甚有三里者,稀有也。虽有上中下之分，皆为里证。

若表里分传者，始则邪气伏于膜原，膜原者，即半表半里也。此传法以邪气平分，半人于里则现里证，半出于表则现表证，此疫家之常事。然表里俱病，内外壅闭，既不得汗，而复不得下，此不可汗，强求其汗，必不可得，宜承气先通其里，里邪先去，邪去则里气通，中气方能达表，向者郁于肌肉之邪，乘势尽发于肌表矣，或斑或吐，盖随其性而升泄之也。诸证悉去，既无表里证而热不退者，膜原尚有已发之邪未尽也，宜三消饮调之。

若表里分传而再分传者，照前表里俱病，宜三消饮，复下复汗如前而愈，此亦常事。至有三发者，亦稀有也。

若表胜于里者，膜原伏邪发时，传表之邪多，传里之邪少，何以治之？表证多而里证少，当治其表，里证兼之；若里证多而表证少者，但治其里，表证自愈。

若先表而后里者，始则但有表证而无

里证，宜达原饮。有经证者，当用三阳加法。经证不显，但发热者不用加法。继而脉洪大而数，自汗而渴，邪离膜原未能出表耳，宜白虎汤辛凉解散，邪从汗解，脉静身凉而愈。愈后二三日或四五日，依前发热，宜达原饮。至后反加胸满腹胀，不思谷食，烦渴，舌上苔刺等证，加大黄微利之。久而不去，在上者宜瓜蒂散吐之，如在下者，宜承气汤导之。

若先里而后表者，始则发热，渐加里证，下之里证除，二三日内复发热，反加头疼身痛脉浮者，宜白虎汤。若下后热减不甚，三四日后，精神不慧，脉浮者宜白虎汤汗之。服汤后不得汗者，因精液枯竭也，加人参覆卧则汗解。此近表里分传之证，不在此例。

若大下后，大汗后，表里之证悉去，继而一身尽痛，身如被杖，甚则不可反侧，周身骨寒而痛，非表证也。此不必治，二三日内阳气自回，身痛自愈。

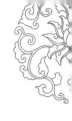

凡疫邪再表再里，或再表里分传者，医家不解，反责病家不善调理，以致反复，病家不解，每责医家用药有误，致病复起，彼此归咎，胥失之矣！殊不知病势之所当然，盖气性如此，一者不可为二，二者不可为一，绝非医家病家之过也，但得病者向赖精神顽固，虽再三反复，可以随治，随治随愈。

间有延挨失治，或治之不得其法，日久不除，精神耗竭，嗣后更医，投药固当，现在之邪拔去，因而得效，殊不知膜原尚有伏邪，在一两日内，前证复起，反加循衣摸床，神思昏愦，目中不了了等证，且脉起渐为大凶之兆也。譬如行人，日间赴行，未晚投宿，何等从容？今则日间绕道，日暮途长，急难及矣。病家不咎于前医耽误时日，反咎于后医既生之而又杀之，良可叹也！当此之际，攻之则元气几微，是求速死；补之则邪火益炽，精气枯燥；守之则正不胜邪，必无生理矣。

正　名

　　《伤寒论》曰：发热而渴，不恶寒者为温病，后人省"氵"加"广"为瘟，即温也。如病证之证，后人省文作证，嗣后省"言"加"广"为症。又如滞下，古人为下利脓血，皆以泻为下利，后人加"广"为痢。要之，古无瘟、痢、症三字，皆后人之自为变易耳，不可因易其文，以温、瘟为两病，各指受病之原，乃指冬之伏寒，至春至夏发为温热，又以非节之暖为瘟疫。果尔，又当异证异脉，不然临治之际，何以知受病之原不同也。设使脉病不同，病原各异，又当另立方论治法，然则脉证治法，又何立哉？所谓枝节愈繁，而意愈乱，学者未免有多岐之惑矣。夫温者热之始，热者温之终，温热首尾一体，故又为热病即温病也。又名疫者，以其延门阖户，如徭役之役，众人均等之谓也。今省文作"殳"加"广"为疫。又为时疫时气者，因其感时行戾气所发也，因其恶厉，又为之疫疬，终有得汗而解，故燕冀名为汗病。此外，又有风温、湿温，即温病挟外感之兼证，各个不同，究其病则一。然近世称疫者众，书以温疫者，弗遗其言也。后以伤寒例及诸家所议，凡有关于温疫，其中多有若误者，仍恐致惑于来学，悉采以正焉。

伤寒例正误

《阴阳大论》云：春气温和，夏气暑热，秋气清凉，冬气冷冽，此则四时正气之序也，冬时严寒，万类深藏，君子固密，则不伤于寒。触冒之者，乃名伤寒耳。其伤于四时之气，皆能为病，以伤寒为毒者，以其最成杀厉之气也。中而即病者，名曰伤寒，不即病者，寒毒藏于肌肤，至春变为温病，至夏变为暑病。暑者，极重于温也。

成注《内经》曰：先夏至为温病，后夏至为暑病，温暑之病，本于伤寒而得之。

正误：按十二经络，与夫奇经八脉，无

非营卫气血，周布一身而营养百骸。是以天真元气，无所不在，不在则麻木不仁。造化之机，无刻不运，不运则颠倒仆绝。然风寒暑湿之邪，与吾身之营卫，势不两立，一有所干，疾苦作矣，苟或不除，不危即毙。上文所言冬时严寒所伤中而即病者为伤寒，不即病者，至春变为温病，至夏变为暑病。然风寒所伤轻则感冒，重则伤寒，即感冒一证，风寒所伤之最轻者，尚尔头疼身痛、四肢拘急、鼻塞声重、咳嗽喘急、恶寒发热，当即为病，不能容隐，今冬时严寒所伤非细事也，反能藏伏过时而发者耶？更问何等中而即病？何等中而不即病？何等中而即病者，头痛如破、身痛如杖、恶寒项强、发热如灸，或喘，或呕，甚则发痉、六脉疾数、烦躁不宁，至后传变，不可胜言，仓促失治，乃至伤生？何等中而不即病者，感则一毫不觉，既而延至春夏，当其已中之后，未发之前，饮食起居如常，神色声气，纤毫不异，其已发之证，势不减于伤寒？况风寒所伤，未有不由肌表而人，所伤皆同营卫，所感均系风寒，一者何其懵懵^①，中而不觉，藏而不知；一者何其灵异，感而即发，发而根属同源而异流，天壤之隔，岂无说耶？既无其说，则知温热之原，非风寒所中矣。且言寒毒藏于肌肤之间，肌为肌表，肤为皮之浅者，其间一毫一窍，无非营卫经行所摄之地，即感冒些小风寒，尚不能稽留，当即为病，何况受严寒杀厉之气，且感于皮肤最浅之处，反能容隐者耶？以此推之，必无是事矣。凡治客邪大法，要在表里分明，所谓未入于腑者，邪在经也，可汗而已；既入于腑者，邪在里也，可下而已。果系寒毒藏于肌肤，虽过时而发，邪气犹然在表，治法不无发散，邪从汗解。后世治温热病者，虽执肌肤在表之邪，一投发散，是非徒无益，而又害之矣。

凡病先有病因，方有病证，因证相参，

---

① 懵懵（méng měng 萌猛）：糊涂之义。

然后始有病名，稽之以脉，而后可以言治。假令伤寒、中暑，各以病邪而立名，今热病以病证而立名，上文所言暑病，反不若言热病者，尚可模① 糊，若以暑病为名，暑为病邪，非感盛夏之暑，不可以言暑病，言暑病，乃是香薷饮之证，彼此岂可相混？凡客病感邪之重则病甚，其热亦甚；感邪之则病轻，其热亦微，热之微、甚，存乎感邪之轻重也。二三月及八九月，其时亦有病重、大热不止、失治而死者。五六月亦有病轻、微热、不药而愈者。凡温病四时皆有，但仲夏感者多，春秋次之，冬时又次之，但可以时令分病之多寡，不可以时令分热之轻重也。

是以辛苦之人，春夏多温热病者，皆因冬时触寒所致，非时行之气也。凡时行者，春应暖而反大寒，夏应大热而反大凉，秋时应凉而反大热，冬时应寒而反大温，

---

① 模：原作"模"，诸本均是，形近之误，据文义改。

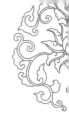

此非其时有其气，是以一岁之中，长幼之病多相似者，此则时行之气也。

然气候亦有应至而不至，或有至而太过者，或未应至而至者，此成病气也。

正误：春温、夏热、秋凉、冬寒乃四时之常，因风雨阴晴稍为损益。假令春应暖而反多寒，其时必多雨；秋应凉而热不去者，此际必多晴；夫阴晴旱潦之不测，寒暑损益安可以为拘？此天地四时之常事，未必为疫。夫疫者，感天地之戾气也。戾气者，非寒、非暑、非暖、非凉，亦非四时交错之气，乃天地别有一种戾气，多见于兵荒之岁，间岁亦有之，但不甚耳。上文所言，长幼之病多相似者，此则为时行之气，虽不言疫，疫之意寓是矣。盖缘不知戾气为交错之气而为疫，殊不知四时之气，虽损益于其间，及其所感之病，终不离其本源。假令正二月，应暖，偶因风雨交集，天气不能温暖而多春寒，所感之病，轻则为感冒，重则为伤寒，原以感冒伤寒法治之，但春寒之气，终不若冬时严寒杀厉之气为重，投剂不无有轻重之分，此即应至而不至、至而不去二事也。又如八九月，适多风雨，偶有暴寒之气先至，所感之病，大约与春寒仿佛，深秋之寒，终不若冬时杀厉之气为重，此即未应至而至。即冬时严寒倍常，是为至而太过，所感亦不过即病之伤寒耳。假令夏时多风雨，炎威少息，为至而不及。时多亢旱，流金烁石，为至而太过。太过则病甚，不及则病微，至于伤暑一也，其病与四时正气之序何异耶？治法无出于香薷饮而已。

其冬时有非节之暖，名曰冬温。

正误：此即未应至而至也。按冬伤于寒，至春变为温病，今又以冬时非节之暖为冬温。一感于冬寒，一感于冬温，一病两名，寒温悬绝，然则脉证治法又何似耶？夫四气乃二气之离合也，二气即一气之升降也，升极则降，降极则升；升降之极，为阴阳离，离则亢，亢气致病。亢气者，冬之大寒，夏之大暑也。将升不升，将降不降，为阴阳合，合则气和，气和则不致病。和气者即春之温暖，秋之清凉也。是以阴极而阳气来和，为温暖；阳极而阴气来和，为清凉，斯有既济之道焉。《易》曰：一阴一阳为之道，偏阴偏阳为之疾，得其道，未有反致其疾者。若夫春寒秋热为冬夏之偏气，倘有触冒之者，固可以为疾，亦无出于感寒伤暑，未可以言疫。若夏凉冬暖，转得春秋之和气，岂有因其和而反致疾者？所以但见伤寒中暑，未尝见伤温和而中清凉也。温暖清凉，未必为病，又乌可以言疫？

从春分以后至秋分节，天有暴寒者，此皆时行寒疫也。三月四月，或有暴寒，其时阳气尚弱，为寒所折，病热犹轻。五六月，阳气已盛，为寒所折，病热为重。七八月，阳气已衰，为寒所折，病热亦微，其病与温暑相似，但有殊耳。

正误：按四时皆有暴寒，但冬时感严

寒杀厉之气，名伤寒，为病最重，其余三时寒微，为病亦微。又以三时较之，盛夏偶有些小风寒，所感之病更微矣。此则以感寒之重，病亦重而热亦重；感寒之轻，病亦轻而热亦轻。是重于冬而略于三时，至夏而又略之，此必然之理也。上文所言，三四月阳气尚弱，为寒所折，病热犹轻；五六月，以其时阳气已盛，为寒所折，病热为重；七八月其时阳气已衰，为寒所折，病热亦微。由是言之，在冬时阳气潜藏，为寒所折，病热更微，此则反见夏时感寒为重，冬时感寒为轻，前后矛盾，于理大违。又春夏秋三时，偶有暴寒所着，与冬时感冒相同，治法无二，但可名感冒，不当另立寒疫之名。若又以疫为名，殊类画蛇添足。

诸家温疫正误

云岐子：伤寒汗下不愈，过经其证尚在而不除者，亦为温疫病也。如太阳证，汗下过经不愈，诊得尺寸俱浮者，太阳温病也。如身热、目痛、不眠，汗下过经不愈，诊得尺寸俱长者，阳明温病也；如胸胁胀满，汗下过经不愈，诊得尺寸俱弦者，少阳温病也；如腹满、咽干，诊得尺寸俱沉细，过经不愈者，太阴温病也；如口燥、舌干而渴，诊得尺寸俱沉细，过经不愈者，少阴温病也；如烦满、囊缩，诊得尺寸俱微缓，过经不愈者，厥阴温病也。是故随其经而取之，随其经而治之，如发斑，乃温毒也。

正误：按伤寒叙一日太阳、二日阳明、三日少阳、四日太阴、五日少阴、六日厥阴，为传经尽，七日复传太阳，为过经。云岐子所言伤寒过经不愈者，便指为温病，竟不知伤寒、温病，自是两途，未有始伤寒而终变为温病者。若果温病自内达外，何有传经？若能传经，即是伤寒，而非温病明矣。

注云：愚谓温与热，有轻重之分，故仲景云：若遇温气，则为温病，此叔和之言，非仲景论。更遇温热气，即为温毒，热比温尤重故也。但冬伤于寒，至春而发，不感异气，名曰温病，此病之稍轻者也。温病未已，更遇温气，变为温病，此病之稍重者也。伤寒例以再遇温气名曰温疫，又有不因冬伤于寒，至春而病温者，此特感春温之气，可名春温，如冬之伤寒、秋之伤温、夏之中暑相同也。按阴阳大论四时正气之序：春温、夏暑、秋凉、冬寒。今特感春温之气，可名春温，若感秋凉之气，可名秋凉病矣。春温可以为温病，秋凉独不可为凉病呼？以凉病似觉难言，勉以湿证搪塞，既知秋凉病有碍，反而思之，则知春温病殊为谬妄矣。以此观之，是春之温病，有三种不同：有冬伤于寒，至春变为温病者；有温病未已，再遇温气，而为温病者；有重感温气，相杂而为温病者；有不因冬伤于寒，不因更遇温气，只于春时，感春温之气而病者。若此三者，皆可名为温病，不必各立名色，只要知其病原之不同也。

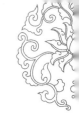

正误：凡病各有病因，如伤寒自觉触冒风寒，如伤食自觉饮食过度，各有所责。至于温病，乃伏邪所发，多有安居静养，别无他故，倏焉而病。询其所以然之故，无处寻思，况求感受之际且自不觉。故立论者或言冬时非节之暖，或言春之温气，或言伤寒过经不解，或言冬时伏寒，至春夏乃发，按冬伤于寒春必病温，出自《素问》，此汉人所撰，晋王叔和又引述"伤寒例"，盖顺文之误也。或指冬不藏精，春必病温。此亦汉人所撰，但言斫丧致病，不言因邪致病。即使寓意邪气乘虚，实不言何气使然。夫邪气乘虚，最是切当，然又有童男室女，以无漏之体，富贵享逸，以幽闲之志，在疫亦未能免，事有不可执滞。又见冬时之温病，与春夏之温疫，脉证相同，治法无异。据云：冬时即病为伤寒，今发于冬时应作正伤寒，且又实是温病，既是温病，当发于春夏而何又发于冬时？思之至此，不能无疑，乃觉前人所论难凭，务求其所以然之故，既不可言伤寒，又不可言伏寒，即得以冬时非节之暖牵合而为病原。不畏严寒酷暑，因其锋利，人所易犯，故为病最重。至于温暖，乃天地中和之气，万物得之而发育，气血得之而融和，当其肃杀之令，权施仁政，未有因其仁政而反蒙其害者。窃尝较之，冬时未尝温暖，亦有温病，或遇隆冬，暂时温暖，虽有温病感温之由，亦无确据，此不过猜疑之说，乌足以为定论。或言感三春当令之温气为温病，夫春时自应温暖，责之尤其无谓；或言温病复感温气，而为温病，正如头上安头；或言伤寒汗下过经不愈者为温病，则又指鹿为马。《活人》又以夏应暑而寒气折之，责邪在心，为夏温；秋应凉而大热折之，责邪在肺，为秋温，转属支离。陶氏又以秋感温气而为秋温，明是杂证，叙温者络绎，议论者各别，言愈繁杂而本源愈失，使学者反增亡羊之感，与医道何补。

《活人书》云：夏月发热恶寒头疼，身

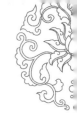

体肢节痛重,其脉洪盛者,热也。冬伤于寒,因暑气而发为热病,治热病与伤寒同,有汗宜桂枝汤,无汗宜麻黄汤,如烦躁宜大青龙汤,然夏月药性须带凉,不可太温,桂枝、麻黄、大青龙须用加减:夏至前桂枝加黄芩,夏至后桂枝、麻黄、大青龙加知母、石膏,或加升麻。盖桂枝、麻黄性热,地暖处非西北之比,夏月服之,必有发黄斑出之失。病热三日外,与前汤不瘥,脉势仍数、邪气犹在经络、未入脏腑者,桂枝石膏汤主之。此方夏至后,代桂枝证用,若加麻黄,可代麻黄、青龙汤证也。若三月至夏,为晚发伤寒,栀子升麻汤,亦暂用之。王宇泰述万历癸卯,李氏一婿,应举南下,时方盛暑,伤寒,一太学生,新读仲景书,自谓知医,投以桂枝汤,入腹即毙,大抵麻黄、桂枝二汤,隆冬正伤寒之药,施之于温病不可,况于热病乎?

正误:按《活人》以温热病用桂枝、麻黄,虽加凉药,终未免发散之误,不危幸也,岂止三日外,与前汤不瘥、脉势仍数而已哉？至此尚然不悟为半里之证,且言邪气犹在经络,仍用桂枝石膏汤,至死无悔。王宇泰及王履非之甚当,是以不用麻黄、桂枝,贤于《活人》远矣。究竟不识温热之源,是以不知用药耳。

春温,《活人书》曰:春应温而清气折之,责邪在肝,或身热头疼,目眩呕吐,长幼率相似,升麻葛根汤、解肌汤、四时通用败毒散。陶氏曰:交春后至夏至前,不恶寒而渴者为温病,用辛凉之药微解,不可大发汗。急证现者,用寒凉之药,急攻之,不可误汗误下,当须识此,表证不与正伤寒同法,里证同。

夏温,《活人书》曰:夏应暑而寒气折之,责邪在心,或身热头疼、腹满自利,长幼率相似,理中汤、射干汤、半夏桂枝汤。陶氏曰:交夏至,有头疼发热,不恶寒而渴,此名温病,愈加热者为热病,止用辛凉之药解肌,不宜大汗,里证见者急攻下,表

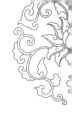

证不与正伤寒同法，里证治法同。

秋温，《活人书》曰：秋应凉而大热折之，责邪在肺，湿热相搏，民病咳嗽，金沸草散、白虎加苍术汤，病疸发黄，茵陈五苓散。陶氏曰：交秋至霜降前，有头疼发热、不恶寒、身体痛、小便短者，名湿病，亦用辛凉之药，加疏利以解肌，亦不宜汗，里证见者，宜攻下，表证不与正伤寒同。

冬温，《活人书》曰：冬应寒而反大温折之，责邪在肾，宜葳蕤汤。丹溪曰：冬温为病，非其时有其气者，冬时严寒，君子当闭藏而反发泄于外，专用补药带表药。

正误：按西北高厚之地，风高气燥，湿证稀有；南方卑湿之地，更遇久雨淋漓，时有感湿者。在天地或时久雨，或时亢旱，盖非时令所拘，故伤湿之证，随时有之，不待交秋而后能也。推节庵之意，以至春为温病，至夏为热病，至秋似不可复言温热，然至秋冬，又未免温病，只得勉以湿证抵搪，且湿热杂证，更不得借此混淆。唯其不知温病四时皆有，故说到冬时，遂付之不言。宇泰因见陶氏不言，乃引丹溪述非其时有其气，以补冬温之缺，然则冬时交错之气，又不可以为冬温也。

《活人》但言四时之温，盖不知温之源，故春责清气，夏责寒气，秋责热气，冬责温气，殊不知清、温、寒、热，总非温病之源。复以四时专令之藏而受伤，不但胶柱鼓瑟，且又罪及无辜矣。

声　明

　　由于年代久远,在本书的重印过程中,部分点校及审读者未能及时联系到,在此深表歉意。敬请本书的相关点校及审读者在看到本声明后,及时与我社取得联系,我们将按照国家有关规定支付稿酬。

天津科学技术出版社有限公司